陕西省社会科学基金项目 2021GJ004

陕西古代医案汇编

冷 伟 主 编

陕西新华出版
陕西科学技术出版社
Shaanxi Science and Technology Press
西安

图书在版编目(CIP)数据

陕西古代医案汇编 / 冷伟主编. -- 西安 ：陕西科学技术出版社，2024.12 -- ISBN 978-7-5369-9108-8

Ⅰ. R249.1

中国国家版本馆 CIP 数据核字第 20247JH920 号

陕西古代医案汇编

SHAANXI GUDAI YIAN HUIBIAN

冷 伟 主 编

责任编辑 孙雨来

封面设计 卫晨亮

出 版 者 陕西科学技术出版社

西安市曲江新区登高路 1388 号陕西新华出版传媒产业大厦 B 座

电话(029)81205187　传真(029)81205155　邮编 710061

http://www.snstp.com

发 行 者 陕西科学技术出版社

电话(029)81205180　81205178

印　　刷 陕西海丰印刷有限公司

规　　格 710mm×1000mm　16 开本

印　　张 13.25

字　　数 217 千字

版　　次 2024 年 12 月第 1 版

2024 年 12 月第 1 次印刷

书　　号 ISBN 978-7-5369-9108-8

定　　价 58.00 元

《陕西古代医案汇编》
编委会

编写说明

中医药学是我国传统文化中的璀璨明珠，医案又是中医百花园中的奇葩，国学大师章太炎对此有极高的评价，尝谓：“中医之成绩，医案最著。欲求前人之经验心得，医案最有线索可寻，循此钻研，事半功倍。”清代医家周学海也曾说过：“宋以后医书，唯医案最好看，不似注释古书之多穿凿也。每部医案中，必有一生最得力处，潜心研究，最能汲取众家之长。”医案是历代医家活生生的临证记录，最能反映各医家的临床经验，对临证有着重要指导意义和实用价值。因此，对历代医案进行较全面系统的发掘和整理，为现代医疗、教学和科研提供文献精品，是一项很有意义的课题。有鉴于此，我们特从卷帙浩瀚的古代陕西医案中，选择流传较广和学术价值较高的医案著述近百种，采取“以类相聚”的编写方法，编纂成大型医学类书《陕西古代医案汇编》。兹将编写中的一些情况，说明如下：

(1) 本书所辑的书目，收录西汉、唐、元、明、清部分秦医的重要著述如《千金方》《外台秘要》《续名医类案》《济阳纲目》《黄帝内经明堂类成》《仓公诊籍》《黄帝内经太素》《古今录验方》《新修本草》《仙授理伤续断秘方》《食疗本草》《必效方》《纂要方》《本草拾遗》《传信方》《黄帝内经素问注》《玉函经》《陕西古代文献集成》等，予以收录。各书所用版本，以出版较早、内容完整、错误较少、校刻精良为原则，择善而从。

(2) 本书采取“以类相聚”的编写方法，将各古籍中的医案，据其临床症状或原作者的诊断，分别归入相关病种。但由于中医的病症名称繁多，自古以来并不统一，有一病多名者，有只列症状而无病名者，还有原书虽标明病名，但不够恰当者。针对这些情况，这次对病种的分类，以现行中医内、外、妇、儿教材为准则，但又考虑到本书所辑录的书籍时间跨度较大，以及上述所存在的复杂情况，故病种的确立既有原则性，又有灵活性，如对一病多名或证候雷同者，采取“腹胀案（腹痛案同见）”“经漏案（崩漏案同见）”“内障案（视物不清案同见）”等。有些原书病名或病种归类不够贴切，或病种混淆不清，如吐血、咳血常归属同一病症，这次重新予以甄别和分类，力求符合实际，因此，原案所出篇名（指病症名）与这次重新归类后有所不同。

（3）全书由内科医案、外科、妇科、儿科、五官科医案分类组成。

（4）古籍所载医案，重复者有之，即同一医案可散见于不同书籍，同一种书可见相同的医案，特别是古代医案类书如《名医类案》《续名医类案》，大多采用此前名家如钱乙、罗谦甫、薛已、叶天士等医案；为避免重复，特作了一些删节，但此项工作十分复杂、细致，操作起来殊非易事，故本书中个别医案难免重出。此外，往昔医案汇编一类著作，除上述《名医类案》《续名医类案》等外，余如《千金方》《外台秘要》《兰室秘藏》等，因其所选医案大多已录入本书相关医家的医案中，故这些书籍恕不列入这次编纂范围，敬祈读者鉴谅。中医古籍包括医案著述，对其整理代有其人，特别是新中国成立以来在这方面做了较多工作，因此本书在编纂中适当参考前此整理经验，谨向有关整理者表示感谢。

（5）文字古奥，义理精深，书中对难读的字，注明拼音和同音汉字；对费解的字和词，包括人物、书籍等，予以训释，用浅显的文句，解释其含义，力求表达简明扼要，避免烦琐考证。注释在每个医案后面附加，且有浅显按语，不足之处，还望海涵。

（6）全书添加现行的标点符号。鉴于古籍引用他人文献每有变化剪裁，与所引用书籍的原文有所不同，故对引文是否加引号，酌情掌握，不作硬性规定。又书名一般加书名号，书名与篇名中间以“·”隔开，如《东垣试效方·卷第四·妇人门》，单独篇名亦用书名号。

（7）由于所辑医案时代跨度较大，其作者生活的地点亦不相同，因此对于同一药物，称谓不甚统一，为保存古书原貌，不便用现代规范的药名律齐。

诚然，在这次编纂中尽了很大努力，但限于条件和水平，错误和不足之处在所难免，敬请同道予以指正。

目　　录

感冒案

感冒，是以鼻塞、流涕、喷嚏、咳嗽、头痛、恶寒、发热、全身不适等为主要临床表现的外感疾病。其病情轻者称为“伤风”“冒风”或“冒寒”；病情重者称为“重伤风”。在一个时期内广泛流行，证候多相类似者称为时行感冒。本病全年可以发生，尤以春秋季多见。

◎ 案一

罗谦甫[1]知完颜小将军病寒热间作，腕后有斑三五点，鼻中微血出，两手脉沉涩，胸膈四肢按之殊无大热，此内伤寒也。问之，向者卧殿角伤风，又渴饮冰酪水，此外感者轻，内伤者重，外从内，内外俱为病也，故先斑后衄，显内阴证，寒热间作，理亦有之，非徒少阳之寒热也。与调中汤数服而愈。

白术　白茯苓　干姜　甘草(各等分)

上锉如麻豆大，每服五钱，水一盏半煎服。

《济阳纲目[2]·卷二十五·火热·治往来寒热方》

【注】

[1]罗谦甫：罗天益，元代医学家。字谦甫，真定(今河北正定)人。从李杲(东垣)学医数年，潜心钻研，尽得其传。后为太医。稿而成《内经类编》，今佚。著有《东垣试效方》，撰集《卫生宝鉴》，另于长安著《药象图》《经验方》，均佚。

[2]《济阳纲目》：武之望著。武之望(1552—1628年)，字叔卿，号阳纡。西安府临潼(今陕西临潼)人。明代官吏，医学家，方志学家。武之望自幼多病，遂习岐黄之术，编成《济阴纲目》五卷(1620年)，《济阳纲目》一〇八卷(1626年)。

◎ 案二

丹溪[3]曰：恶寒非寒，明是热证，亦有久服热药而得者。河间谓火极似水，热甚而反觉自冷，实非寒也。有用热药而少愈者，辛能发散，郁遏暂开耳。一壮年患恶寒，多服附子，病甚，以江茶入姜汁、香油些小，吐痰一升，减棉衣大半。又日与通圣散，去麻黄、大黄、芒硝，加地黄、当归，百帖而安。知其燥热已多，血伤亦深，须淡食以养胃，内观以养神，则水可生，火可降。必多服补血凉药乃可，否则附毒必发。彼以为迂，后果发背死。

《济阳纲目·卷五十一·恶寒·论》

【注】

[3]朱丹溪：朱震亨(1281—1358年)，金元四家之一。“滋阴派”的创始人，元代婺州义乌(今浙江义乌)人。他也成为了我国历史的一代名医，拜罗知悌为师，而罗知悌为刘完素的二传弟子，亦师从张从正、李东垣两家，著有《格致余论》。

◇ 案三

一老妇，形肥肌厚，夏，恶寒战栗，喜啖[4]热御绵，多汗，已得附子三十余，浑身痒甚，脉沉涩，重取稍大。知其热甚而血虚也。以四物汤去芎，倍地黄，加白术、黄芪、炒黄柏、生甘草、人参，每帖二两重，方与一贴，腹大泄，目无视，口无言。知其热深而药无反佐之过也。以前药热炒，盖借火力为向导，与一贴利止。四贴，精神回，十帖痊愈。

《济阳纲目·卷五十一·恶寒·论》

【按】使用四物汤去芎，倍地黄，首先，患者热甚而血虚。四物汤补血。去川芎是因为川芎性辛温走窜，加重热象。倍用地黄，增强滋阴补血之用，以补充患者因热邪损伤的阴血，起到补血而不助热之效。

【注】

[4]啖：音 dàn，吃或给人吃：啖饭。啖以肉食。啖，食也。(《广雅》)

◇ 案四

一女子恶寒，用苦参、赤小豆各一钱为末，齑水[5]调服。探吐之后，用川芎、苍术、南星、酒炒黄芩为末，酒糊丸服。

《济阳纲目·卷五十一·恶寒·论》

【按】痰饮内阻，阳气抑遏，导致恶寒。方中先用苦参、赤小豆各一钱为末，齑水探吐痰饮，以减轻痰饮内阻。之后用川芎、苍术、南星、酒炒黄芩为末，酒糊丸服，其中川芎可行气活血，苍术燥湿健脾，南星燥湿化痰，酒炒黄芩可清热燥湿。这些药物配合使用，以达到祛痰化湿、行气清热，使阳气得以宣发，恶寒缓解。中医认为，痰饮的产生多与肺、脾、肾等脏腑功能失调有关，导致水液代谢障碍，聚而成痰成饮。痰饮内阻会影响气血的运行和阳气的宣发，从而出现恶寒等症状。

【注】

[5]齑水：中药名称，主治性滑，上可至颠，下可至泉，宜煎四末之药；李时珍在该药集解项下曰："此乃作黄齑菜水也。"考齑字，《辞源》释义为切碎后用盐腌制的咸菜。民间一般用芥菜、白菜等蔬菜腌制。如《本草纲目》菜部芥一药的集解项下转引苏颂曰："紫芥，茎叶纯紫可爱，作齑最美。"由此可见，齑水就是用盐腌制咸菜中产生的黄色卤水。李时珍言其"酸，咸，无毒"，有"吐诸痰饮宿食"的功效。

◎ 案五

一人形瘦色黑，素多酒不困，年半百，有别馆。一日大恶寒，发战，自言渴，却不饮，脉大而弱，右关稍实，略数，重取则涩。此酒热内郁，不得外泄，由表热而下虚也，用黄芪二两，干葛一两，煎饮之，大汗而愈。有阳虚而恶寒者，用参芪之类，其者少加附子。恶寒久病，亦宜解郁。湿痰积中，抑遏阳气，不得外泄，身必恶寒。

《济阳纲目·卷五十一·恶寒·论》

咳嗽案

咳嗽是以发出咳声或伴咯吐痰液为主要表现的一种病证。咳嗽既是独立性的一种疾患，又是肺系多种疾病的一个主要症状。历代将有声无痰称为咳，有痰无声称为嗽，有痰有声称为咳嗽。临床上多声痰并见，很难截然分开，所以一般通称咳嗽。

◎ 案一

榆皮锯法[1]

又许明疗人久咳欲死方。

取浓榆皮削如指大，去黑，克令如锯，长尺余。纳喉中，频出入，当吐脓血则愈。

《外台秘要·卷九》

【注】

[1]榆皮锯法的治疗：取厚榆皮削成指头大小，去黑(可能是指去除杂质或不良部分)，加工成锯齿状，长约一尺，然后纳入喉中，频繁出入，以期达到治疗目的。

◎ 案二

疗呷咳[2]书墨丸方，大神验。万年县令席君懿送。

书墨二分　甘遂二分　葶苈子二分(熬)　前胡五分

大黄五分　巴豆二分(去心皮，熬)。

右六味，捣筛为散。巴豆、葶苈别研细。蜜和丸，如梧子。以白蜜粥清饮旦空腹服三丸、人弱服二丸、则利水或吐。三日以后更一服，还如上法，不过三服愈。疗三十年咳。如利不止者，以冷白饮止之。吐利止后，食禁生冷、醋滑、猪、鱼、鸡、面、油、酒、冷水、蒜、芦笋。此药宜春夏服之。有毒之药，宁从少起。《广济》疗瘕嗽上气，喉中作水鸡鸣。

《外台秘要·卷九》[3]

【注】

[2]呷咳，病名。胸膈痰饮停聚，咳嗽时呀呷有声。

[3]《外台秘要》为王焘所著，王焘(670～755年)唐代著名医学家。扶风郿(今陕西眉县)人，贞观名臣王珪之孙。他少时体弱多病，为治病接触了许多名医，及至成年，发奋学医，阅读了大量医书和文献资料，历30年的努力，撰成医学巨著《外台秘要》。

◎ 案三

疗久上气咳，麻黄散方。司马太傅[4]咳，常将此服，愈。

麻黄一斤(去节)　杏仁一百枚(去尖皮、两仁者，熬)　甘草二两(炙)，　桂心一两，右四味、捣筛，别捣杏仁如脂，纳诸末，合令调。临气上发时服方寸匕[5]，气不止。食顷气不下，更服一匕、可至三匕。气发便服，即止。忌海藻、菘菜、生葱。《备急千金要方》[6]同。

《外台秘要·卷十》

【按】麻黄宣肺平喘；杏仁止咳平喘、润肠通便的功效。与麻黄相配，可以增强宣肺平喘，同时杏仁润肺止咳佐；甘草：甘草调和诸药，同时润肺止咳、缓急止痛。桂心：桂心即肉桂的心部，具有温中散寒、通经活血，桂心用于温阳化饮，消除因寒邪或水饮引起的上气咳嗽。

【注】

[4]太傅：三国时期：太尉、司徒、司空为三公，将太师、太傅、太保特称三师，以正其名。

[5]方寸匕：系古代量取药末的器具名。一方寸匕约等于2.74毫升，盛金石药末约为2克，草木药末为1克左右。

[6]《千金要方》为孙思邈所著，孙思邈(581—682年，存在争议，详见正文“年龄争议”目录)，京兆华原(今陕西耀州区)人。唐代医学家、道士，中医医德规范和大医精诚的制定人。孙思邈自幼多病，唯于673年时于长安任承务郎，执掌尚药局，掌管合和御药及诊候方脉等事务。著成《备急千金要方》和《千金翼方》。晚年还主持完成了世界上第一部国家药典《唐新本草》。孙思邈逝世后，被后人尊为“药王”，并将其故乡的五台山改为药王山，还为其建庙塑像，树碑立传。

◎ 案四

绶带[7]李防御，京师人。初为入内医官，值嫔御阁妃苦痰嗽，终夕不寐，面浮如盘，时方有盛宠，徽宗幸其阁见之，以为虑，驰遣呼李。先数用药，弗应，诏令往内东门供状，若三日不效当诛。李忧技穷，与妻对泣，忽闻门外叫云：咳嗽药一文钱一帖，吃了今夜得睡。李使人市药十帖，其色浅碧，用淡齑水滴麻油数点调服。李疑草药性厉，并三为一，自试之，既而无他。于是取三帖合为一，揣入禁庭授妃，请分二服以饵。是夕嗽止，比晓面肿亦消。内侍走，白天颜绝喜，赐金帛，厥值万缗。李虽幸其安，而念必宣索方书，何辞以对，殆亦死尔。命仆俟前卖药人过，邀入坐，饮以巨钟，语之曰：我见邻里服嗽药多效，意欲得方，倘以传我，诸物为银百两，皆以相赠不吝。曰：一文药安得其值如此，防御要得方，便当奉告。只蚌粉一物，新瓦炒令通红，拌青黛少许耳。叩其所从来，曰：壮而从军，老而停汰，顷见主帅有此，故剽得之，以其易办，姑藉以度余生，无他也。李给之终身焉。

《济阳纲目·卷二十八·咳嗽·治痰咳嗽方》

【注】

[7]绶带[shòu dài]古代用以系官印等物的丝带。

◎ 案五

一男子五十余岁，病伤寒咳嗽[8]，喉中声如鼾，与独参汤一服而鼾声徐，至二三帖咳嗽亦渐退，凡服二三斤，病始痊愈。

《济阳纲目·卷二十八·咳嗽·治咳嗽喉中作声方》

【按】伤寒咳嗽，病证名。寒邪外袭皮毛，内入于肺所致的咳嗽，人参大补元气，补脾益肺，生津养血治之。

【注】

[8]伤寒咳嗽：见《症因脉治》卷二。证见头痛身痛，恶寒发热，无汗喘咳，脉浮紧或浮数。治宜分时令。寒伤肺，未郁热者，冬月麻黄杏仁汤；若三时恶寒身热咳嗽，前方加石膏、半夏；寒伤肺，郁而变热者，羌防泻白散等方。参见伤寒嗽、咳嗽条。

◎ 案六

一方一老人形实，夏月无汗，成久嗽痰。

半夏(姜制)　紫苏叶(各一两)

上二味，入萍末、蚬壳末、神曲末，以瓜仁、桃仁半两和丸，先服三拗汤三帖，方服此丸子。

《济阳纲目·卷二十八·咳嗽·治久嗽方》

【按】半夏(姜制)：燥湿化痰，降逆止呕，用姜制可增强其温性，祛除寒痰。紫苏叶：发散风寒，宣肺止咳，用于外感风寒所致的咳嗽。萍末、蚬壳末、神曲末：化痰、行气、消食。瓜仁、桃仁：冬瓜仁，具有润肺化痰、消痈排脓的作用；桃仁活血化瘀，与瓜仁合用可增强化痰祛瘀。

◈ 案七

又方一男子五十岁，旧年因暑月入冷水作劳患疟[9]，后得痰嗽，次年夏末得弦脉而左手虚，叩之必汗少而有痰，身时时发热，痰如稠黄胶，与下项方药，仍灸大椎、风门、肺俞五处。

半夏(一两)　白术(七钱)　茯苓(六钱)　黄芩

陈皮　桔梗　枳壳　石膏(煅，各半两)

僵蚕(炒二钱半)　五味子(一钱半)

上为末，神曲糊丸，姜汤下三十丸，先与三拗汤加黄芩、白术二帖，夜与小胃汤十丸，以搅其痰。

《济阳纲目·卷二十八·咳嗽·治久嗽方》

【按】先与三拗汤加黄芩、白术，旨在宣肺解表、止咳平喘，并加强健脾燥湿的作用。

【注】

[9]疟：形声，疟之为状，撤热如炉，振寒如冰，头痛如破，咬牙嚼齿，有暴虐之势，从病从虐，故名疟。

◈ 案八

生姜(五两)　饧(半大升)上二味，取姜刮去皮如子切之。置饧中，微火煎姜使熟，食使尽则瘥。段侍御用之极效。

《必效方》咳嗽篇

◈ 案九

卖药人义授黛蛤散

绶带[10]李防御[11]，京师[12]人，初为人内医官[13]。直嫔御阁妃苦痰嗽[14]，终夕不寐[15]，面浮如盘，时方有甚宠[16]。徽宗[17]幸其阁[18]，见之以为虑，驰遣[19]呼李，李先数用药，诏令[20]往内东门供状[21]，若三日不效当诛[22]。

李忧挠技穷[23]，与妻对泣，忽闻外间[24]叫云："咳嗽药一文一贴[25]，吃了今夜得睡。"李使人市药[26]十帖，其色浅碧，用淡齑水[27]滴麻油数点调服。李疑草药性犷[28]或脏腑滑泄，并三为一自试之，既而无他。于是取三贴合为一，携入禁庭[29]授妃，请分两服以饵[30]。是夕嗽止，比晓[31]，面肿亦消。

李虽幸其安，而念必宣索方书[32]，何辞以对？殆亦死尔。命仆俟[33]前卖药人过，邀入坐，饮以巨钟[34]，语之曰："我见邻里服汝药多效，意欲得方，倘以传我，此诸物为银百两，皆以相赠不吝[35]。"曰："一文药安得其值[36]如此？防御要得方，便当奉告，只蚌粉一物，新瓦炒令通红，拌青黛少许尔。"扣[37]其所从来，曰："壮而从军，老而停汰[38]，顷见主帅有此，故剽得之[39]。以其易办，姑借以度余生[40]，无他长也。"

《医说》

【按】可见古代御医治病之艰险，秦鸣鹤、虽受恩赐，而是死中幸生。作者对于故事的陈述，以环环相知的绝妙笔法，对封建贵族不曾留神医药、精究方术的弊病，做了严厉的批评。

【注】

[10]绶带：古代系官印用的丝带子。

[11]防御：宋代医官职称。宋崇宁元年(1102 年)，曾诏医官服务十年以上有功的称防御。

[12]京师：即北宋首都。今河南开封市。

[13]入内医官：能进入宫廷给皇帝及其亲属治病的医生。

[14]直嫔御阁妃苦痰嗽：正当承受皇恩雨露的妃子得了痰嗽病。

[15]终夕不寐：通宵不能入睡。

[16]方有甚宠：正受皇帝的特殊宠爱。

[17]徽宗：即宋徽宗赵佶。公元 1101—1125 年在位。

[18]幸其阁：亲到妃子的屋里住宿。皇帝亲临曰幸。其，她，此指妃子。阁，指把子的住室。

[19]驰遣：派人骑马奔跑送信。

[20]诏令：皇帝的命令。

[21]供状：立下负法律责任的保证书。

[22]当诛：应该杀头。

[23]忧挠技穷：心慌意乱地忧虑自己治痰嗽病的方法已经用尽。

挠，阻挠、困扰。

[24]外间：外面间道。即巷内。

[25]一贴：即一剂药或一服药。贴，通“帖”。

[26]市药；即买药。

[27]揽齑(跻)水：淡菜场。齑，即切碎的干菜。

[28]犷(guang广)：粗野。指药性猛烈。

[29]禁庭：皇宫，皇帝住的地方。

[30]饵：食，饲。

[31]比晓：等到天明。

[32]而念必宣索方书：指李防御虽然侥幸自己平安无事，又想皇帝必定要索此方，如果讲不出来，大概也得杀头。

[33]俟：等待。

[34]巨钟：大酒杯。

[35]不吝：毫不怜惜。

[36]安得其值：怎能值得这么高的价钱。

[37]扣：同叩，请问之意。

[38]老而停汰：指年老体衰不能从军作战，就停发军饷而被淘汰。

[39]剽得之：暗地里得到的。剽，窃。

[40]余生：即晚年。

喘证案

喘证是以呼吸困难，甚至张口抬肩、鼻翼翕动、不能平卧等为主要临床表现的病证。喘作为一个症状，可出现在多种急、慢性疾病过程中，当喘成为这些疾病某一阶段的主症时，即称作喘证。

◈ 案一

宫泰说；李将军儿得病，喘息甚难，并数上气呼吸，疗之不瘥，遂亡。本由食饼后乃饮水得之，服五味汤不瘥，此辈皆死，是后乃有婢得之，行极而渴，饮水多、此为所发起同，与五味汤亦不瘥。然后小瘥，泰因此与三物备急药半钱，吐下得瘥。由此思维病之所由，以冷水入肺及入肠，寒热不消化，结聚逼迫于胃口，故另其呼吸乏，气息不得下过，谓喘而上气息数也。宜吐下之，亦可与三物瓜蒂散吐之。

◈ 案二

三物备急散，本疗卒死感忤[1]，客泰以疗人卒上气呼吸，气不得下，喘逆，瘥后已为常用方。

巴豆　干姜　大黄

右药等分，巴豆小熬去心皮，合捣下筛，服半钱匕[2]，得吐下则愈。忌野猪肉、芦笋。

《外台秘要·卷十》

【按】巴豆具有峻下冷积、逐水退肿的作用；干姜温中散寒；大黄泻热通肠、凉血解毒。三药合用，既能温中散寒，又能泻下通便，使结聚物得以排出。由于饮食不当、寒热不调导致的胃中结聚，进而引发肺气上逆、喘逆等症状。治疗上以吐下法为主，通过排出胃中结聚物来恢复脾胃和肺气的正常功能。

【注】

[1]忤：违逆、不顺从。

[2]匕："匕"是古代的一种量器，形状像汤匙，用于量取药物。

◎ 案三

又疗上气[3]，呼吸牵绳、肩息欲死，覆杯汤方。

麻黄四两（去节）　甘草二两（炙）　干姜二两　桂心二两
贝母二两

右五味，切。以水八升，煮取二升，分再服则愈。有人先有风患兼有石热，取冷当风，饮酒、房室体虚；末春因天行病，至夏中瘥，尚虚；有风热未除，兼药石势取过伤于胃气，因腹胀坚如石，气息不利；因自下后，变四肢肿，游走无定，小便不通，积服利药，忽吐逆不下食，变哕，至掣动百脉，状如嘘唏[4]，积日乃变上气，服此方加杏仁二两，与两剂上气得止。忌海藻、生菜、菘菜。《范汪》《经心录》同。

《外台秘要・卷十》

【注】

[3]上气：病证名，即肺气上逆。

[4]唏嘘：xīxū，叹息。

◎ 案四

麦门冬丸，主气逆上气方。有人患风虚得冷，辄[5]胸中上气，喉中常如吹管声，咳嗽，唾青沫，将此丸服，得瘥。若散，服方寸匕，日三。忌生葱、生菜。《经心录》同。

干姜六分　麦门冬十分（去心）　昆布（洗）　海藻（洗）各六分
细辛四分　海蛤四分　蜀椒四分（熬）　桂心四分

右八味，捣筛。蜜和丸，如梧子大[6]。以饮服十丸，渐加至二十丸，日三。

《外台秘要・卷十》

【注】

[5]辄：音zhé，每、总是。

[6]"梧子大"，常见的古制制药法，用来比喻药材的大小，是标准9克。

头痛案

头痛是指头部脉络绌急或失养，清窍不利所引起的以头部疼痛为主要症状的一种病证。

◇ 案一

先师尝病头痛，发时两颊青黄，晕眩，目不欲开，懒言，身体沉重，兀兀欲吐。洁古曰：此厥阴、太阴合病，名曰风痰[1]，以《局方》玉壶丸治之，更灸侠溪穴即愈。是知方者，体也，法者，用也，徒执体而不知用者弊，体用不失，可谓上工矣。

天南星一两(生)　半夏一两(生)　天麻半两　头白面三两

上为细末，滴水为丸，如梧桐子大。每服三十丸，用水一大盏，先煎令沸，下药煮五七沸，候药浮即熟，滤出放温，别用生姜汤下，不拘时候服。

《太平惠民和剂局方·卷四》

【按】以祛风化痰、通络止痛，天南星、半夏燥湿化痰、祛风解痉；天麻能平肝熄风、通络止痛；头白面作为赋形剂。配合灸侠溪穴以疏通经络、调和气血。这种综合治疗方法体现了中医“体用不失”的原则，即既要准确把握疾病本质(体)，又要灵活运用各种治疗方法(用)。

【注】

[1]风痰：外风挟痰为患，以咳吐泡沫痰涎，胸闷，眩晕，苔白腻，脉弦滑证候为主。

◇ 案二

郭茂恂嫂金华君，产七日，不食，始言头痛，头痛已，又心痛作，既而目睛痛，如割如刺，更作更止，相去无瞬息间。每头痛甚，欲取大石压，良久渐定。心痛作，则以十指抓臂，血流满掌，痛定目复痛，又以两手自剜取之，如是十日不已。众医无计，进黑龙丹半粒，疾少间。

中夜再服，乃瞑目寝如平时。至清晨下一行，约三升许，如蝗虫子。三夜减半，已刻又行如前，则顿愈矣。

武叔卿曰：此虫咬痛，不如用杀虫药，更神效。当归一两五灵脂一两川芎一两高良姜一两干地黄一两(生者)

上锉细，入一椽头沙盒内，赤石脂泥缝纸筋，盐泥固济，封合，炭火10斤煅通红，去火候冷，开取盒子，看成黑糟[2]，乃取出细研，入后药。

百草霜五两(别研)　硫黄一钱半　乳香一钱半　花乳石一钱　琥珀一钱

制法上为细末，米醋煮糊为丸，如弹子大。

《古今医案按·卷九·头痛》

【注】

[2]黑糟：煤炭。山西方言。

◎ 案三

张文仲[3]疗天行[4]。又鸡子汤，疗发汗后，二三日不解，头痛内热方。

麻黄一两(去节)　甘草一分(炙)

右二味，切。以水二升，扣鸡子白令置于水内，合和令匀，纳药复搅令和，上火煎之，勿动。煎至一升，适寒温顿服之。盖覆汗出，粉敷之，有效。忌海藻、菘菜。

《外台秘要·卷一》

【按】以解表散邪、清热生津、扶正祛邪为主。鸡子汤中的麻黄具有辛温发散的作用，能够开腠理、透毛窍，促进汗液排出，有助于解表散邪；甘草则起调和药性的作用，同时炙甘草还有一定的补益作用，能够缓解麻黄过于辛散之性，保护脾胃；鸡子白则能滋阴润燥、生津止渴，有助缓解内热。

【注】

[3]张文仲，古代医家名。张文仲，洛州洛阳(今洛阳市)人。年轻时就与洛阳人李虔纵、京兆(今西安)人韦慈藏以医术高明而闻名于世，曾任侍御医、尚药奉御之职。他善疗“风疾”，成为唐高宗、武则天时期宫廷内著名的御医。《旧唐书·方伎传》载，“武则天、中宗以后，诸医咸推文仲(李虔纵、韦慈藏)等三人为首”。

[4]病证名。亦称时气、时行。泛指流行病，出《肘后备急方》。常与季节、气候的反常有关。

◈ 案四

齐侍御史[5]成自言病头痛，臣意诊其脉，告曰："君之病恶，不可言也。"即出，独告成[6]弟昌曰："此病疽也，内发于肠胃之间，后五日当臃肿，后八日呕脓死。"成之病得之饮酒且内[7]。成即如期死。所以知成之病者，臣意切其脉，得肝气。肝气浊而静[8]，此内关[9]之病也。脉法曰"脉长而弦，不得代四时者，其病主在于肝。和即经主病也，代则络脉有过"。经主病和者，其病得之筋髓里。其代绝而脉贲者，病得之酒且内。所以知其后五日而臃肿，八日呕脓死者，切其脉时，少阳初代。代者经病，病去过人，人则去。络脉主病，当其时，少阳初关一分，故中热而脓未发也，及五分，则至少阳之界，及八日，则呕脓死，故上二分而脓发，至界而臃肿，尽泄而死。热上则熏阳明，烂流络，流络动则脉结发，脉结发则烂解，故络交。热气已上行，至头而动，故头痛。

《仓公诊籍》

【注】

[5]侍御史：官名，秦汉时御史大夫(掌副丞相)的属官。

[6]成：人名。

[7]内：指贪女色。

[8]浊而静：重浊而缓慢。

[9]内关：中医学名词。

◈ 案五

又方，到牛车处候牛下粪，即将热粪敷头上，用布包紧，快走十里，如头上痒更要快走，不可停步，亦不可擦动，候痒止，解下视之，有无数细白虫[10]伏粪上，即愈。有人头痛，百药不效，后用此方断根。此陕西名医传出之方也。

《验方新编·卷一·头部·偏正头风》

【按】头风缠绵难愈、易于复发。以风邪、气滞、血瘀、血虚、痰浊、阳虚最为多见。因头为诸阳之会，清阳之府，五脏六腑的气血皆上注于此，因此外感六淫、或内伤脏腑、皆可导致气血逆乱，络脉瘀阻，经络运行失常，脑失所养，不通则痛。本病的病机总以脏腑功能失调为本，风火痰瘀为标，本虚标实。

【注】

[10]白虫，蜣螂，具有破瘀，定惊，通便，散结，拔毒去腐之功效。常用于癥瘕，惊痫，噎膈反胃，腹胀便秘，痔漏，疔肿，恶疮。

中风案

中风是由于阴阳失调，气血逆乱，上犯于脑所引起的以突然昏仆，不省人事，半身不遂，口舌㖞斜，言语不利，偏身麻木为主要表现的一类病证，又名卒中。轻者可无昏仆而仅有半身不遂，口舌㖞斜，言语不利等症状。

◎ 案一

吾尝中风，言语謇涩，四肢痑曳，处续命煮散日服四服，十日十夜，服之不绝，得愈。续命煮散主风无轻重，皆治之方

麻黄三两　芎藭三两　独活三两　防己三两

甘草三两　杏仁三两　桂心二两　附子二两

茯苓二两　升麻二两　细辛二两　人参二两

防风二两　石膏五两　白术四两

右十五味，粗筛下，以五方寸匕，纳小绢袋子中，以水四升，和生姜三两，煮取二升半。分三服，日日勿绝。慎风冷，大良。

《备急千金要方·卷八·诸风第二》

【按】“续命煮散”方剂体现了祛风除湿、温经散寒、活血化瘀、益气通络的治疗原则。方中麻黄、防风、独活等药祛风除湿；桂枝、附子、细辛等药温经散寒；川芎、升麻等药活血化瘀；人参、茯苓、白术等药益气健脾、渗湿利水；杏仁、甘草等药止咳化痰、调和诸药。全方共奏祛风除湿、温经散寒、活血化瘀、益气通络。

◎ 案二

防风汤治偏风甄权[1]处疗安平公方，防风汤

防风一两　芎藭一两　白芷一两　牛膝一两

狗脊一两　萆薢一两　白术一两　羌活二两

葛根二两　附子二两(外台秘要作人参)　杏仁二两

薏苡仁三两　石膏三两　桂心三两　麻黄四两

生姜五两

右十六味，咀以水一斗二升煮取三升分三服一剂觉好更进一剂即一度针九剂九针即瘥灸亦得，针风池一穴　肩髃一穴　曲池一穴　支沟一穴

五枢一穴　阳陵泉一穴　巨虚、下廉一穴，凡针七穴即瘥。

【注】

[1]甄权：约生于梁大同七年(541)，卒于唐贞观十七年(643)，享年102岁。甄权于针灸术造诣尤深，兼通药治。甄权一生著述颇多，绘有《明堂人形图》一卷；撰有《针经钞》三卷、《针方》《脉诀赋》各一卷，《药性论》四卷。甄权一生行医，活人众多：贞观十七年(643)唐太宗李世民亲临其家，访以药性及养生之道。授其朝散大夫，并赐寿杖衣物。当年寿终。

◎ 案三

仁寿宫[2]备身患脚，奉敕：针环跳、阳陵泉、巨虚下廉、阳辅，即起行。

《备急千金要方·卷八·偏风第四》

【注】

[2]仁寿宫建成伊始，隋文帝立即携皇后来此避暑，见制度壮丽，大怒曰："杨素殚民力为离宫，为吾结怨天下！"但由于独孤皇后很喜欢这座离宫，文帝也转怒为喜，并赏赐了杨素。

◎ 案四

大理赵卿患风，腰脚不随，不能跪起行：针上穿一穴、环跳穴、阳陵泉一穴、巨虚下廉穴，即得跪。

《备急千金要方·卷八·偏风第四》

◎ 案五

库狄钦[3]患偏风不得挽号：针肩偶一穴，即得挽弓，甄权所行。

《备急千金要方·卷八·偏风第四》

【注】

[3]狄钦：隋鲁州刺史。

◎ 案六

治脑风头重，颈项强，眼(䀮)泪出，善欠，目欲眠睡，憎风，剧者耳鸣满，眉眼疼，闷瞀[4]吐逆，眩倒不自禁，诸风乘虚经，五脏六腑皆

为癫狂，诸邪病悉主之，芎藭酒方：

芎藭三两　辛夷三两　天雄三两　人参三两

磁石三两　石膏三两　茵芋三两　桂心三两

秦艽三两　天门冬三两　柏子仁三两　山茱萸三两

白头翁三两　松萝二两　细辛二两　薯蓣二两

羚羊角二两　菖蒲二两　甘草二两　云母一两(烧之令赤，末之为粉)防风四两

右二十一味，㕮咀，以酒二斗，渍之七日。初服二合，渐加至五合，日三。有女人少时患风眩，发则倒地；为妇积年无儿，服此酒并将紫石门冬丸服之，眩瘥，生儿子平复也。紫石门冬丸方出妇人方中。

《备急千金要方·卷十三·头面风第八》

【按】芎藭、辛夷、防风祛风解表；天雄、细辛、茵芋温经散寒，通络止痛；人参、天门冬、柏子仁等药补益气血，安神定志；磁石、羚羊角平肝潜阳，镇静安神；云母其重镇安神。共奏祛风除湿、通络止痛、补益气血、安神定志之功。

【注】

[4]闷瞀：心中满闷烦乱，眼目昏花。

◈ 案七

骑士息王恕[5]母年五十，纱扇自扇，汗出中风，口不得语，身缓不收，积一月困笃，张苗为作七物独活汤，服五剂得愈、又士度良母年七十余中风，但苦口不得语，积百余日，往来饮食如故，苗又与合七物独活汤四剂得愈。

七物独活汤方，疗脚弱及中风湿，缓纵不遂(出胡洽[6])。

独活五两　葛根四两　干姜二两　桂心四两

半夏四两(洗)　甘草二两　(炙)防风三两

右七味，(口夫)咀。以水一斗，煮取三升，每服一升，日三。得微汗出好。忌羊肉、饧、海藻、菘菜、生葱。

《外台秘要·卷十九》

【按】同样是由于正气不足，风邪乘虚而入，但此次风邪主要侵袭了头部经络，特别是与言语功能相关的经络，导致口不得语。

【注】

[5]王恕(1416—1508年)，字宗贯，号介庵，又号石渠。三原(今

属陕西)人。明朝中期名臣。

[6]胡洽：南北朝时宋医家，一作胡道洽。

◈ 案八

崔氏：小续命汤，疗卒中风欲死，身体缓急，口目不正，舌强不能语，奄奄惚惚，神情闷乱，诸风服之皆验，不令人虚方。出《小品》。余昔任户部员外，忽婴风疹，便服此汤，三年之中，凡得四十六剂，风疾迄今不发。余曾任殿中少监[7]，以此状说向名医，咸云此方为诸汤之最要。

麻黄一两(去节)　人参一两　黄芩一两　芎䓖一两

甘草一两(炙)　杏仁一两(去两仁尖皮，碎)桂心一两

防风(一两半)　附子(一枚大者，炮)　生姜(五两)

芍药一两

上一十味，切，以水九升，煮取三升，分为三服，甚良。不瘥，合三四剂必佳。取汗随人风轻重虚实也。有人脚弱，服此方至六七剂得瘥。有风疹家，天阴节变辄合之。可以防暗也。忌猪肉、冷水、海藻、菘菜、生葱。(《千金》有防己一两。如恍惚者加茯神、远志。若骨节烦疼，本有热者，云附子、倍芍药服之。)

《外台秘要·卷十四·卒中风方七首》

【注】

[7]殿中少监：殿中省的次官，殿中少监是唐代官职名，从四品上，负责皇帝膳食、医药、洒扫以及舆辇等事务。它是殿中省的次官，协助殿中监掌供奉皇帝生活事务。

◈ 案九

太府[8]梁卿得效。

又续命汤方：

麻黄三两(去节)　茯神三两　生姜三两　附子一两半(炮)

防己一两半　甘草一两半(炙)　芎䓖二两　细辛二两

白藓皮二两　杏仁二两(去两仁尖皮，碎)　人参二两

羌活二两　桂心二两

上十三味，切，以水八升，煮取二升八合，去滓，分三服，服别相去八九里许。覆取汗，可服三剂，间五日一进。慎如药法。本方云：间

五日一进，若老弱虚羸，非间十日以上不可，频服。忌猪肉、冷水、海藻、菘菜、生葱、生菜、大酢。

《外台秘要·十四·卒中风方七首》

【注】

[8]太府：官署名。北魏孝文帝末年，改少府为太府，以卿、少卿为正副主官，掌财称库藏。

◎ 案十

罗谦甫云：太尉[9]中武史公，年六十八岁，于至元十月初，侍国师于圣安寺[10]室中，煤炭火一炉在左边，遂觉面热，左颊微有汗，师及左右诸人皆出，因左颊疏缓，被风寒客之，右颊急，口于右，脉得浮紧，按之洪缓。予举医学提举忽君吉甫专科针灸，先以左颊上灸地仓穴一七壮。次灸颊车二七壮。后以右颊上热手熨之。议以升麻汤加防风、秦艽、白芷、桂枝发散风寒，数服而愈。

《济阳纲目·卷一·上·中风》

【按】炭火烘烤，左侧经脉得温而汗出，右侧因外感寒邪导致脉浮紧。从而导致面瘫，遂左侧治疗：局部活血通络，可取地仓、夹车治疗面瘫之要穴。右侧应：温通经脉为法。

【注】

[9]太尉：是中国古代中央掌管军事的最高官员，为全国最高军事长官，执掌天下军政事务。历朝均为正一品，统帅天下兵马大权，是中央最高军事长官，天下武官之首。秦汉分别以丞相和太尉为最高行政长官及最高军事长官，品秩并为一万石，金印紫绶。

[10]圣安寺，地处岳阳市南郊，距市区约3公里，是岳阳一座有着悠久历史的寺院。圣安寺又称圣安古寺，始建于唐初（公元716—760年），京兆尹杨凭捐巨资兴建。唐代著名散文家柳宗元为圣安寺刻写碑铭《碑阴记》，记载无姓法师生平。

◎ 案十一

张子和[11]云：东杞一夫，患口目㖞斜，其两手急数如弦之张，有力而实，其人壮气充，风火交胜，与调胃承气汤六两，以水四升，煎作三升，分作四服，令稍热啜之，前后约泻四五十行，去一两，次以苦剂投之，解毒数服，以升降水火，不旬日愈。《脉诀》云，热则生风。一长吏病口目㖞斜，予疗之，目之斜灸以承泣，口之㖞灸以地仓，俱效。苟不效者，当灸人迎。夫气虚风入而为偏，上不得出，下不得泄，真气为邪气所陷，故宜灸，所以立愈。

《济阳纲目·卷一·上·中风》

【注】

[11]张子和，名从正，字子和，号戴人，中国金代医家。约生于公元1151年(金·天德三年)，卒于公元1231年(金·正大八年)，享年约80岁。金代睢州考城(今河南兰考县)人。张子和为金元四大家之一，是攻邪派的开山。

◎ 案十二

张子和云：一衲子[12]，因阴雨卧湿地，一年手足皆不遂，若遇阴雨，其病转加，诸医皆作中风、偏枯治之，用当归、芍药、乳香、没药、自然铜之类，久服反加大便涩，风燥生，经岁不已。戴人以舟车丸下三十余行，去青黄沫水五升，次以淡剂渗泄之，数日手足能举。

《济阳纲目·卷一·上·中风》

【注】

[12]衲子：僧人。

◎ 案十三

齐中御府长信病，淳于意[13]人诊其脉，告曰：热病气。然暑汗，脉少衰，不死。曰：此病得之当浴流水而寒甚，已则热。信曰：唯，然。往冬时，为工使于楚，至莒县阳周水，而莒桥梁颇坏，信则揽车辕，未欲渡也，马惊，即堕，信身入水中，几死，吏即来救信，出之水中，衣尽濡，有间而身寒，已热如火，至今不可以见寒。意即为之液汤火齐逐热，一饮汗尽，再饮热去，三饮病已。即使服药，出入二十日，身无病者。所以知信之病者，切其脉时，并阴。《脉法》曰：热病，阴阳交者死。切之不交，并阴。并阴者，脉顺清而愈，其热虽未尽，犹活也。肾气有时间浊，在太阴脉口而希，是水气也。肾固主水，故以此知之。失治一时，即转为寒热。

《名医类案卷之五·热气病》

【注】

[13]淳于意：(约前215年—约前140年)，西汉临淄(今山东淄博)

人，姓淳于，名意。淳于意曾任齐太仓令，精医道，辨证审脉，治病多验。曾从公孙光学医，并从公乘阳庆学黄帝、扁鹊脉书。后因故获罪当刑，其女缇萦上书文帝，愿以身代，得免。《史记》记载了他的二十五例医案，称为“诊籍”，是中国现存最早的病史记录。司马迁在《史记》中，把他与扁鹊合并立传，即《扁鹊仓公列传》。

◎ 案十四

罗谦甫[14]曰：张安抚年六十一岁，己未冬月患半身不遂，语言謇涩，心神昏愦，烦躁自汗，表虚恶风，如洒水雪，口不知味，鼻不闻香臭，耳闻木音则惊怖，小便频多，大便结燥。欲用大黄之类下之，则平日饮食减少，不敢用。不然则又满闷，昼夜不得明目而寐，最苦于此，约有三月余。凡三易医，病全不减。至庚申三月七日，又因风邪，加之痰嗽，咽干燥，疼痛不利，唾多，中脘气痞似噎。予因思经云：风寒伤形，忧恐分怒伤气，气伤脏乃病，脏病形乃应。又云：阳之气，以天地之疾风名之。此风气下陷入阴中，不能生发上行，则为疾矣。又云：形乐志苦，病生于脉，神先病也，邪风加之，邪入于经，动无常处。前证互相出现，治病必求其本。论时月，则宜升阳、补脾胃、泻风木。论病，则宜实表里，养卫气，泻肝木、润燥，益元气。慎怒是治其本也。宜以加减冲和汤治之：

柴胡五分　黄芪五分　升麻三分　当归三分

甘草三分（炙）　半夏二分　黄柏二分（酒洗）　黄芩二分

陈皮二分　人参二分　芍药二分

上作一服，水二盏煎至一盏，去渣温服。自汗，加黄芪五分，五味子二十粒。昼夜不得睡，乃因心事烦扰，心火内动，上乘阳分，卫气不得交入阴分，故使然也，以朱砂安神丸服之，由是昼亦得睡。

十日后，安抚曰：不得睡三月有余，今困睡不已，莫非他病生乎？予曰：不然。卫气者，昼则行阳二十五度，夜则行阴二十五度。此卫气交入阴分，循其天度，故得睡也，何病之有焉。只有眼白睛红，隐涩难开。宜以当归连翘汤洗之：

黄连五分　黄柏五分　连翘四分　当归三分　甘草三分

上作一服，水二盏煎一盏，时时热洗。十三日后，至日晡，微有闷乱不安，于前冲和汤中又加柴胡三分，以升少阳之气，饮三服至十五日，全得安卧。减自汗、恶寒、燥热，胸膈痞，原小便多，服药后小便减少，大便一二日一行，鼻闻香臭，口知味，饮食如常，脉微弦而柔和，按之微有力。

【注】

[14]罗天益，元代医学家。字谦甫，真定(今河北正定)人。从李杲(东垣)学医数年，潜心钻研，尽得其传。后为太医。遵师令，分经论证而类之以方。经研磨订定三年，三易其稿而成《内经类编》，以所录东垣效方类编为《东垣试效方》九卷。

◎ 案十五

许学士[15]曰：绍兴癸丑，予待次四明。有董生者，患神气不安，卧则梦飞扬，虽身在床，而神魂离体，惊悸多魇，通宵不寐，更数医无效。予为诊视之，询曰：医作何病治之？董曰：众皆以为心病。予曰：以脉言之，肝经受邪，非心也。肝经因虚，邪气袭之。肝藏魂者也，游魂未变，平人肝不受邪，卧则魂归于肝，神静而得寐。今肝有邪，魂不得归，是以卧则魂扬，若离体也。肝主怒，故小怒则剧。董生欣然曰：前此未闻也，虽未服药，似觉沉疴去体矣，愿求药治之。予曰：公且持此说，与众医议所治之方，而徐质之。阅旬日复至，云：医遍议古今方书，无与病对者。予此二方以赠之，服一月而病悉除。

此方以真珠母为君，龙齿佐之。真珠母入肝为第一，龙齿与肝同类者也。龙齿、虎睛，今人以为镇心药，殊不知龙齿安魂，虎睛定魄，各言其类也。东方苍龙，木也，属肝而藏魂；西方白虎，金也，属肺而藏魄。龙能变化，故魂游而不定；虎能专静，故魄止而能守。予谓治魄不安者宜以虎睛，治魂飞扬者宜以龙齿。万物有成理而不说，亦在夫人达之而已。

《济阳纲目·卷一·中·中风》

【注】

[15]许学士：许叔微(1079～1154年)，字知可，宋真州(今江苏仪征市)白沙人，南宋医学家。曾为翰林学士，成年后发愤钻研医学，活人甚众。所著《普济本事方》又名《类证普济本事方》。

◎ 案十六

此建康乌衣巷[16]有老人姓钟，素好道，因酒患风，百治无效。一日忽有道人至，授此方药服之，道人忽不见，已而病除，乃知仙方也。

伏虎丹专治左瘫右痪。

生干地黄二钱　半蔓荆子二钱半　白僵蚕二钱半(炒，去丝)

五灵脂半两　踯躅花一两(炒)　南星一两

白胶香一两　草乌(炮)

上末之，酒煮半夏末为糊，丸如龙眼大，每服一丸，分四服，酒吞下，日进二服。

《济阳纲目·卷一·下·中风》

【注】

[16]乌衣巷位于南京市秦淮区秦淮河上文德桥旁的南岸，地处夫子庙秦淮风光带核心地带。

◎ 案十七

治男子妇人卒中诸风、口眼卧斜，言语謇涩，牙关紧闭，半身不遂，手足抽搐，顽痹疼痛，涎潮闷乱，妇人血风，喘嗽吐逆，坐卧不安。续命丹主之。

羌活一两　川芎一两　南星一两(姜制)　白鲜皮一两

川乌一两　海桐皮一两　肉桂一两　当归一两

防风一两　熟地黄一两　干葛一两　地榆三钱

虎骨三钱　朱砂三钱　铅白霜三钱　乌蛇三钱(生)

牛黄三钱　雄黄三钱　轻粉二钱　麻黄四两(去节、酒三升煮取一升、不用麻黄用酒)

上为末，以麻黄酒汁入蜜半斤，熬成膏，和药为丸如弹子大。每服一丸，豆淋酒下，或葱酒化下，不拘时。中书左丞[17]张仲谦患半身不遂，麻木，太医刘之益与服之，汗大出，一服而愈。

《济阳纲目·卷一·下·中风》

【注】

[17]中书左丞：明朝中书省左丞的职位属于“宰相副职”或“宰相助理”级别。“中书左丞”这个官职在明朝只存在13年，洪武元年初设，至洪武十三年中书省被废除。

眩 晕

眩是指眼花或眼前发黑，晕是指头晕甚或感觉自身或外界景物旋转，两者常同时并见，故统称为“眩晕”。眩晕轻者闭目可止，重者如坐车船，旋转不定，不能站立，或伴有恶心、呕吐、汗出、面色苍白等症状，严重者可猝然仆倒。

◇ 案一

陕西胡芬若，年逾六旬，丙寅仲春，客吴门。

细绎病情：素体阴亏阳弱，肝阳上升，头目眩晕，腰重，手足麻木，大便燥结每四五日方解，小便多而且长，四肢倦怠，已非一日，其眩晕、麻木俱是新添。细审眼无黑暗，非眩也。视物不转，非晕也。病人之言，岂可轻信。

元武板五钱(炙)　炙鳖甲四钱　制首乌三钱　白芍二钱(炒)

西洋参一钱　半羚羊角一钱(半镑)　明天麻二钱(煨)　川芎八分

防风皮一钱　半全当归三钱

加竹沥五钱，冲、生姜汁一匙，冲。

服两帖，麻木渐减，原方去防风皮。再两剂又减，大便稍润，阴血渐滋，阳气未充，再议后法。

又，复诊方：脾阳不能四达，中州运用不灵，法宜温中。用附子理中汤加熟半夏、新会皮、黑大枣为引。进两剂阳气渐回，身不觉冷，四肢之软渐自有力。

又，复诊方：用香砂六君子汤加熟附子、淡干姜、桂圆。服两帖后，两手觉能握而两足尚未大有力也。

又，复诊方：用党参、黄精、山药、萸肉、杜仲、续断、怀牛膝、破故纸、胡桃肉、砂仁辈，引以大南枣[1]两枚(去核净肉。)

服两剂，麻木大减。原方再二剂，手臂渐渐有力，惟两足稍软，腰以下尚乏力，饮食如常。

五日后，原方去黄精、牛膝，加归身、枸杞、鹿筋切片先煎。

服十剂，调理全瘳。

《竹亭医案·卷之二》

【注】

[1]大南枣：本品为鼠李科植物枣的干燥成熟果实。

◎ 案二

一老妇患赤白带一年半，只是头眩，坐立不得，睡之则安，专治带愈，其眩自止。二陈汤加黄芩、苍术、羌活，散风行湿。或用防风行湿之剂可也。

茯苓一钱(去皮)　南星一钱(姜制)　陈皮一钱　瓜蒌仁一钱

枳实(麸炒)一钱　桔梗一钱　栀子一钱　半夏一钱

黄芩一钱　甘草三分　木香五分(研)　辰砂五分(为末)

《济阳纲目·卷七十一·眩晕·论》[2]

【按】以健脾祛湿、疏肝理气、养血安神为主。方中二陈汤(茯苓、南星、陈皮、半夏、甘草)健脾燥湿化痰；黄芩、栀子清热燥湿；苍术、羌活、防风祛风胜湿；瓜蒌仁、枳实、桔梗宽胸理气；木香行气止痛；辰砂(朱砂)安神定志。全方共奏健脾燥湿、祛风胜湿、安神定眩之功效。

【注】

[2]《济阳纲目》成书于明天启六年(公元1626年)十二月，是一部主要论述内外科杂证的综合性医著。本医书共一百零八卷，是一部具有精辟医学理论和独特临床实践的医学著作，为陕西医家武之望所作。

◎ 案三

武则天顶礼谢医案

唐高宗[1]苦风头眩[2]目不能视，召侍医[3]秦鸣鹤诊之，秦曰："风毒上攻，若刺头出少血愈矣。"天后[4]自帘中怒曰："此可斩也！天于头上岂是出血处耶?"鸣鹤叩头请命。上曰："医人议病，理不加罪。且我头重闷，殆[5]不能忍，出血未必不佳。朕[6]意决矣。"命刺之。鸣鹤刺"百会"[7]"脑户"[8]出血，上曰："我眼明矣。"言未毕，后自帘中顶礼[9]以谢之，曰："此天赐我师也!"躬负缯宝以遗之[10]。

《谭宾录》[11]

【注】

[1]唐高宗：即李世民之子李治，公元650—683年在位。

[2]苦风头眩：病头眩晕。《诸病源候论》说："风头眩病由体虚，风邪入脑所致。"症见头晕眼花，呕逆发作无常甚则厥逆，即眩晕病的一种。

[3]侍医：封建皇帝的保健医生。

[4]天后：指武则天。即唐高宗李治的爱妃。曾临朝称制，创殿试制度，亲考贡士。

[5]殆：几乎。

[6]朕(zhen振)：封建皇帝的自称。

[7]百会：穴名。在前顶后一寸五分，顶中央旋毛宛宛中。

[8]脑户：穴名。在枕骨上强间后一寸五分处。

[9]顶礼：以最尊敬的礼节表示谢意。

[10]躬负缯宝以遗之：此指武则天亲自背负丝织精品和珠宝赠送给秦鸣鹤医生。缯，古时对丝织品的总称。遗(wei畏)，赠予，致送。

[11]《谭宾录》：十卷。唐·胡璩撰。胡璩，字子温，为唐文宗、武宗时人。其所撰《谭宾录》一书，能大胆记载当时事实，具有史料价值。

痫证案

痫病是一种发作性神志异常的疾病，以精神恍惚，甚则突然仆倒，昏不知人，口吐涎沫，两目上视，四肢抽搐，或口中怪叫，移时苏醒，醒后如常人为特征，又名“癫痫”或“羊羔风”。

◎ 案一

崔氏疗暴得惊痫立验方。朱四云极效，惊痫龙齿汤。

吴藤皮二两　茯神二两　黄芩二两　升麻二两

白鲜皮二两　沙参二两　龙齿三两　石膏八两

蚱蝉[1]七枚(去翅，炙，研，煎汤)　寒水石六两(碎，研，裹)

甘竹沥二升汤成纳之。

右十一味，切。以水九升，煮取三升，温分三服，相去六七里久。若小孩子患，药各减，量取多少，细细饮之，立瘥。忌醋物。

《外台秘要·卷十五》

【注】

[1]蚱蝉：蚱蝉别称鸣蜩、马蜩、蟧、鸣蝉、秋蝉、蜘蟟、蚱蟟等，雄虫体长而宽大。

◎ 案二

又疗大人风引，少小惊痫瘛疭，日数十发，医所不能疗。除热镇心，紫石汤方。

紫石英八两　滑石八两　白石脂八两　石膏八两

寒水石八两　赤石脂八两　大黄二两　龙骨二两

干姜二两　甘草三两(炙)　桂心三两　牡蛎三两(熬)

右十二味，捣筛。盛以韦囊[2]，置于高凉处。大人欲服，乃取水二升[3]，先煮两沸，便纳药方寸匕；又煮取一升二合，滤去滓，顿服之。少未满百日，服一合。热多者，日二三服。每以意消息之。紫石汤一本，无紫石英。紫石英贵者可除之。永嘉二年，大人小儿频行风痫之病，得发例不能言，或发热，半身掣缩[4]，或五六日，或七八日死。张思惟合此散，所疗皆愈。忌海藻、菘菜、生葱。此本仲景《伤寒论》方。

《外台秘要·卷十五》

【注】

[2]韦囊：用熟皮子制作囊袋以容纳方药。

[3]一升：唐代一升等于594.4毫升。

[4]掣缩：犹抽搐。哭泣貌。

噎膈

嗜膈是由于食管干涩或食管狭窄而造成的以吞咽食物哽噎不顺，甚则食物不能下咽入胃，食入即吐为主要表现的一种病证。噎即噎塞，指食物下咽时噎塞不顺；膈为格柜，指食管阻塞，饮食不能下咽入胃，食入即吐。噎属噎膈之轻证，可以单独为病，亦可为膈的前驱表现，故临床统称为噎膈。噎膈多发病于中老年人。

◎ 案一

噎膈顷，京师[1]一士人家有此症，劝令静观内养，将一切用心力事，委之他人，服药方得见效。

《济阳纲目·卷三十六·噎膈翻胃·论》

【注】

[1]京师指国都、首都。

◎ 案二

又云：一中年妇人翻胃，以四物汤，加带白陈皮，留尖桃仁，生甘草，酒红花，浓煎。入驴尿[2]以防生虫，与数十贴而安。

《济阳纲目·卷三十六·噎膈翻胃·论》

【注】

[2]驴尿：在此治疗反胃不止。

◎ 案三

一木匠勤工作而有艾妻，且喜酒，病翻胃半年。面白，脉涩不匀。重取则大而无力。大便燥结，形体羸弱，精血耗故也。取新温牛乳[3]细饮之，每次尽一杯，昼夜五七次，渐至八九次，半月便润，月余而安。然或口干，盖酒毒未解，饮以甘蔗汁少许。

《济阳纲目·卷三十六·噎膈翻胃·论》

【注】

[3]温牛乳：补虚损，益肺胃，生津润肠。

◇ 案四

一人年四十，病翻胃。二月不喜饮食或不吐，或吐。涎裹食出，得吐则快，脉涩，重取弦大。因多服金石房中药所致，时秋热，以竹沥御米[4]为粥，二三啜而止，频与之，遂不吐，后以流水煮稀粥，少入竹沥与之，间以四物汤，加陈皮益其血。

《济阳纲目·卷三十六·噎膈翻胃·论》

【按】是由金石房中药过量服用及秋热等因素导致的脾胃受损、胃气上逆、阴血耗伤等病机所致。治疗时需从和胃降逆、滋阴润燥、调养脾胃、清热解毒、补血养血等方面入手。

【注】

[4]御米：源于果实，益肺、益肾、固肠。

◇ 案五

一人咽膈间，常觉有物闭闷，饮食防碍，脉涩稍沉，形色如常，予作曾饮热酒所致。遂以生韭汁[5]，每服半盏，日三服，至二斤而愈。

《济阳纲目·卷三十六·噎膈翻胃·论》

【注】

[5]韭汁《纲目》：生性涩，熟甘酸。"《本草求真》：入肝、肾、肠、胃。功效：温中，行气，散血，解毒。[1]《别录》：安五藏，除胃中热。"②《本草衍义补遗》：研汁冷饮，可下膈中瘀血，能充肝气。③《食疗本草》：利胸膈。

◇ 案六

一人不能顿食，喜频食。一口忽咽膈壅塞，大便燥结，脉涩似真藏脉[6]，喜其形瘦而色紫黑，病见乎冬，却有生意，以四物汤加白术、陈皮，浓煎，入桃仁十二粒，研，再煎沸，饮之。更多食诸般血以助药力，三十帖而知，至五十帖而便润，七十帖而食进，百帖而愈。

《济阳纲目·卷三十六·噎膈翻胃·论》

【按】应以健脾和胃、活血化瘀、滋阴养血为主。四物汤作为基础方剂，具有补血活血、调经止痛。

【注】

[6]真藏脉，见于《素问·玉机真藏论》。五脏真气败露所表现的脉象。肝的真藏脉劲急强硬，如摸刀刃；心的真藏脉坚硬而搏动于指下；肺的真藏脉浮大空虚而散；肾的真藏脉搏手，如转索欲断，或坚实如弹石；脾的真藏脉软弱无力，快慢不匀。五脏的真藏脉都缺乏从容和缓、节律一致及柔和有力的形象。

◇ 案七

一人食必屈曲下膈，沥沥微痛，脉右涩而关沉，左却和，此瘀血在胃脘之口。气因郁而为痰，必食物所致。询其去腊日，饮点剁酒三盏，遂以韭汁半盏冷饮，细细呷[7]之，尽半斤而愈。

《济阳纲目·卷三十六·噎膈翻胃·论》

【注】

[7]呷：小口地喝。

◇ 案八

《太平御览》云：华佗行道，见一人病噎，嗜食而不得下，家人车载欲往就医，佗闻其呻吟，驻车往视，语之曰，向来道旁卖饼者，有蒜齑[8]大酢，从取三升，饮之，病即当瘥。即如佗言，立吐蛇一条，悬之车边，欲造佗，佗家小儿戏门前，迎见，自相谓曰：客车边有物，必是遇我公也。疾者先入，见佗壁悬此蛇以十数。盖蒜味辛热，为阳中之阳，能令人气实闷乱而自吐。若蛊蛇蛊瘕，尤为宜之。褚尚书以蒜一升，吐李道念之鸡雏，郭坦之儿食蒜一畦，吐消食笼于顷刻。蒜之妙用如此，今之医者，罕能知之。或问何以不用瓜蒂散？曰：伤寒内热者，宜吐以瓜蒂散之苦寒，中瘕痼冷者，宜叶以蒜醋之辛热。人知苦能吐热，而不知热能吐寒，故特表而出之。

《济阳纲目·卷三十六·噎膈翻胃·治积膈翻胃方》

【按】华佗选用蒜齑大酢(即蒜汁和醋的混合物)作为治疗药物，是因为蒜味辛热，为阳中之阳，能够温通经络、散结行气。醋则能软化食物、促进消化。两者合用，能够迅速打破食物和邪气的积聚状态，使气机得以通畅。利用蒜的辛热之性，使患者自吐，将体内的邪气、食物残渣等排出体外。

【注】

[8]蒜齑(jī)：捣碎的蒜。酢(cù)：同“醋”。

◈ 案九

永徽[9]中，绛州[10]有僧病噎，妨食数年。临死遗言，令破喉视之，得一物似鱼，而有两头，遍体悉是肉鳞，置钵中跳跃不止，时寺中方刈蓝，试取少靛，置钵中，此蛊绕钵畏走，须臾化为水。(东坡家藏仙方)

《济阳纲目·卷三十六·噎膈翻胃·治积膈翻胃方》

【注】

[9]永徽(公元650年正月—655年十二月)，是唐高宗李治的第一个年号。唐朝使用这个年号共六年。“永徽之治”指的是唐高宗李治统治时期的一段盛世。

[10]新绛县古称绛州，位于山西省西南部，临汾盆地西南边缘，北靠吕梁山，南依峨嵋岭，汾、浍二河穿境而过。绛州是座历史悠久的古城，春秋时曾为晋都，战国时属魏。南北朝时，北魏置东雍州，北周明帝改为绛州。辛亥革命后废除州治改称新绛。

◈ 案十

一男子六十，自来好色，虚甚。去秋患吐病，或作或止，腹结微渴。

白术一钱　芍药一钱　地黄一钱　人参五分　当归五分　陈皮五分
枳壳五分　黄芩三分　川芎三分　木通三分　甘草二分(炙)
上锉，水煎服。丹溪方

《济阳纲目·卷三十六·噎膈翻胃·治燥膈翻胃方》

◈ 案十一

华佗道见一人，病噎，嗜食而不得下，家人车载欲往就医。佗闻其呻吟，驻马往，语之曰：向来道旁有卖饼者，蒜齑[11]大酢，从取三升饮之，病当自瘥。即如佗言，立吐蛇[12]一条，悬之车边，欲造佗。佗尚未还，佗家小儿戏门前，迎见，自相谓曰：客车旁有物，必是逢我翁也。疾者前入，见佗壁北悬此蛇以十数。《佗传》

《名医类案卷之四·噎膈》

【注】

[11]蒜齑大酢：齑(音jī)：捣碎的姜、蒜、韭菜等。酢，同“醋”。

[12]蛇：这里指一种寄生虫。

呕吐案

呕吐是胃中之物从口中吐出的一种病证。一般以有物有声谓之呕，有物无声谓之吐，无物有声谓之干呕，但呕与吐常同时发生，很难截然分开，故并称为呕吐。

◇ **案一**

又方，麻仁三合[1]，熬捣，以水研取汁，着少盐吃，立效。（李谏议用有效）

《外台秘要·卷六·呕逆吐方八首》

【注】

[1]一合：容积单位，一合约 20mL。

◇ **案二**

昔在幼年，经患此疾，每服食饼及羹粥等物，须臾吐出。贞观[2]中，许奉御兄弟及柴蒋等家，时称名医，奉敕[3]令疗，罄竭[4]口马，所患终不能瘳，渐羸惫，候绝朝夕。忽有一卫士而云服驴小便极验，此日服食二合，然后食，唯吐一半。晡时又服二合，人定时食粥，吐便即定，迄至今日午时奏知之。大内中有五六人患胃反，同服用，一时俱瘥。此药稍有毒，服时不可过多，承取尿及热服二合。病若深，七日以来服之良。后来疗人并瘥。

《外台秘要·卷八·胃反方一十首》

【注】

[2]贞观年间：公元 627—649 年。

[3]奉敕，汉语词语，读音 fèng chì，意思是奉皇帝的命令；指奉师长之命。

[4]罄竭：竭尽；用尽。

◈ 案三

《纲目》载杜医治验安业方：有阎氏家老妇人患呕吐，请石秀才医。曰：胃冷而呕。下理中丸[5]至百余丸，其病不愈。石疑此患，召杜至，曰：药病正相投，何必多疑。石曰：何故药相投而病不愈。杜曰：寒气其，药力未及，更进五十丸必愈。如其言，果愈。

《济阳纲目·卷十八·呕吐》

【注】

[5]理中丸，中医方剂名。出自《伤寒论》。具有温中祛寒，补气健脾之功效。主治脾胃虚寒，自利不渴，呕吐腹痛，不欲饮食，中寒霍乱，阳虚失血，胸痹虚证，病后喜唾，小儿慢惊。

◈ 案四

杜医治验：王普侍郎病呕，饮食皆不得进，召孙，数日亦不愈，后复召杜。杜曰：治呕俞呕，此胃风[6]也。遂用川乌一两净洗，去皮脐，不去尖，以浆水一碗煮干，每个做两片，复用浆水一碗煮尽，更做四片，每细嚼一片，以少温水下。少顷呕遂止，痛既少息。

《济阳纲目·卷十八·呕吐》

【注】

[6]胃风：病名。风邪中于胃者。以腹胀、泄泻、多汗、恶风为特征。胃中积热生风者，以呕吐为主证。

◈ 案五

前军督护[7]刘车者，得时疾，三日已汗解，因饮酒复剧。苦烦闷，干呕，口燥，呻吟错语，不得卧，余思作此黄连解毒汤方：

黄连三两，黄芩、黄柏各二两，栀子十四枚，擘。右四味，切，以水六升。黏取二升，分二服。一服目明，再服进粥，于是渐瘥。余以疗风火、热盛烦呕，呻吟错语，不得眠，皆佳。传诸人用之，亦效。此直解热毒，除酷热，不仅因饮酒而增剧者，此汤五日中，有神效。

《外台秘要》卷三

【按】黄连解毒汤的组成：黄连三两，黄芩、黄柏各二两，栀子十四枚。这四味药均为苦寒之品，具有清热泻火、解毒燥湿的功效。黄连清泻心火，黄芩清肺火，黄柏清泻下焦之火，栀子则能清泻三焦之火，并有利尿的作用，使热毒从小便排出。

【注】

[7]督护：武官名。晋置。为方面镇将的部将；谓监督(军事)。

◇ 案六

艾汤方

苦酒(三升)　葶苈子(二合熬，捣)　生艾(汁取一升，无生艾，熟艾、干艾亦可用，无艾，可艾根捣取汁)

上三味，煎得一升，顿服，愈。若有牛黄，纳一刀圭尤良。此宜疗内有大热也。阮河南[8]曰：疗天行，凡除热解毒，无过苦醋之物，故多用苦参、青葙、艾、葶苈、苦酒、乌梅之属，此其要也。夫热盛，非苦醋之物则不能愈，热在身中，既不时治，治之又不用苦酢之药，如救火不以水，必不可得脱免也。又曰，今诸疗多用辛甜姜桂人参之属，此皆贵价，难得常有，比行求之，转以失时，而苦参、青葙、葶苈子、艾之属，所在尽有，除热解毒最良，胜于向贵价药也。前后数参并用之，得病内热者，不必按常药次也，便以青葙、苦参、艾、苦酒疗之，但稍与，促其间耳，无不解。

《千金方》

【注】

[8]阮河南：即晋代医家阮炳。字叔文，陈留尉氏(今河南开封)人。因其曾任河南尹，故称“阮河南”。精于医术，撰有《阮河南》十六卷，已佚。范东阳：晋代医家范汪，字玄平，颍阳(今河南许昌)人。撰有《范东阳方》(又称《范汪方》或《范东阳杂药方》)一百七十卷，已佚。

呃逆

呃逆是以喉间呃呃连声，声短而频，不能自制为主要临床表现的病证。呃逆俗称打嗝，古称“哕”，又称“哕逆”。

◇ 案一

准绳云：丹溪治赵立道，年近五十，质弱多怒，暑月，因饥后大怒，得滞下病，口渴，自以冷水调生蜜饮之，痢渐缓，五七日后，诊脉稍大不数，遂令止蜜水，且以参术调益元散与之，痢亦渐收。七八日后觉倦甚发呃，知其因下久而阴虚也。令守前药，然利尚未止，又以炼蜜与之，众皆尤药之未当，欲用姜、附，曰：补药无速效，附子非补阴者，服之必死。众曰冷水饮多，得无寒乎？曰：炎暑如此，饮凉非寒，勿多疑，待以日数药力到，当自止。又四日而呃止，滞下亦安。

《济阳纲目·卷十三·呃逆》

◇ 案二

（续上）又治陈择仁，年近七十，素厚味，有久嗽病，新秋患滞下，食大减，至五七日后呃作，脉皆大豁，众以为难。丹溪曰：形瘦者尚可为，以参术汤下大补丸，七日而安。

《济阳纲目·卷十三·呃逆》

◇ 案三

（续上）楼全善[1]治其兄，九月得滞下，每夜五十余行，呕逆，食不下，五六日后加呃逆，与丁香一粒噙之，立止。但少时又至，遂用黄连泻心汤，加竹茹饮之，呃虽少止，滞下未安，若此者十余日。遂空心用御米壳些少涩其滑，日间用参、术、陈皮之类补其虚。自服御米壳之后，呃声渐轻，滞下亦收而安。

《济阳纲目·卷十三·呃逆》

【注】

[1]楼英（1320—1389年），字全善，一名公爽，浙江萧山人。明代医学家。

◎ 案四

丹溪治超越陈氏，二十余岁，因饱后奔走数里，患哕，但食物则连哕百余声，半日不止，饮酒与汤则不作，至晚发热，脉涩数。以血入气中治之，用桃仁承气汤加红花煎服，下污血数次即减。再用木香和中丸加丁香服之，十日而愈(右下例有实积者宜)。

《济阳纲目·卷十三·呃逆》

【按】主治下焦蓄血证，其病机为瘀热互结于下焦少腹。《伤寒论》原治邪在太阳不解，循经内传，人腑化热。邪热与下焦血分相搏，故少腹急结；热在血分而不在气分，膀胱气化未受影响，故小便自利；热在血分，瘀热上扰心神，故至夜发热，甚则谵语，如狂。至于经闭、痛经，皆因血热互结所致。

◎ 案五

(续上)又治一女子，年逾笄[2]，性躁味厚，炎月因大怒而呃作，作则举身跳动，脉不可诊，神昏不知人。问之，乃知暴病。视其形气俱实，遂以人参芦[3]二两煎汤，饮一碗，大吐顽痰数碗，大汗昏睡，一日而安。

《济阳纲目·卷十三·呃逆》

【注】

[2]逾笄：谓女子年龄超过十五岁。

[3]人参芦：竹节参(《本经逢原》)，为五加科植物人参的根茎。

◎ 案六

治许伯威中气本弱，病伤寒八九日，医见其热甚，以凉药下之，又食梨三枚，冷伤脾胃，四肢冷，时发昏愦，其脉动而中止，有时自还，乃结脉也。心亦悸动，呃逆不绝，色变青黄，精神减少，目不欲开，蜷卧，恶人语，以此药治之。

甘草(炙)　生姜　桂枝　人参　生地黄(减半)　阿胶　麦门冬

麻子仁　大枣(各等分)

上锉，水煎服。宝鉴炙甘草汤。

成无已云：补可以去弱。人参、大枣之甘以补不足之气，桂枝、生姜之辛以益正气。五脏痿弱，荣卫涸竭，湿剂所以润之，麻仁、阿胶、麦门冬、地黄之甘润经益血，复脉通心也。加以人参、桂枝急扶正气，生地黄减半，恐损阳气，锉一两服之，其证减半，再服而安。

《济阳纲目·卷十三·呃逆》

吐酸案

吐酸，即泛吐酸水，或口中发酸，临床上当有寒热之分，肝胃之别。

◇ 案一

许学一云：余平生有二疾，一则下血，二则膈中停饮。下血有时而止，停饮则无时。始因年少时夜坐为文，左向伏几案，是以饮食多坠向左边。中夜以后，稍困乏，必饮酒二三盏，既卧就枕，又向左边侧睡，气壮盛时殊不觉，三五年后，觉酒止从左边下，漉漉有声[1]胁痛，饮食渐减，十数日必呕数升酸水，暑月，只是右边身有汗，常润，左边病处绝燥。遍访名医，及《海上方》[2]服之，少有验者，间或中病，止得月余复作。其补如天雄、附子，矾石，其利如牵牛，甘遂，大戟，备尝之矣。

予后揣度之，已成癖囊，如潦水之有科臼，不盈科不行，水必盈科而行也。清者可行，浊者依前停蓄，盖下无路以出之也。是以积之五七日，必呕而去，稍宽数日复作。脾土恶湿，而水则流湿，莫若燥脾以胜湿，崇土以堆科臼，则疾当去矣。于是息屏诸药，一味服苍术，三月而除。自此后一向数年，不呕不吐，胸膈宽，饮啖如故。暑月汗

周体而身凉，饮亦从中下。前此饮渍其肝，目亦多昏眩，其后灯下能书细字，皆苍术之力也。其法：

苍术一斤(去皮，切末之)

白芝麻半两(水二盏研滤取汁)

大枣十五枚(烂者，去皮核，研)，以麻汁匀研成稀膏，入臼熟捣如桐子大，晒干，每日空腹温汤吞下五十丸，加至二百丸。忌桃、李、雀、鸽。初服时，必膈微燥，且以茅术制之。

【注】

[1]漉漉有声：痰饮停聚于胃，阻滞中焦气机所致；肠鸣声在脘腹

[2]《海上方》又名《海上名方》托名唐·孙思邈撰。

◇ 案二

觉燥甚，再进山栀子散一服，久之不燥也。予服半年以后，止用燥裂味极辛者，削去皮，不浸，极有力，亦自然不燥。山栀散用山栀一味，干之为末，沸汤点服。故知久坐不可伏向一边，或运动，亦调息之法。

《济阳纲目·卷十五·吐酸》

◇ 案三

子和云：棠溪张凤村[3]一田叟，病呕酸水十余年。本留饮，诸医皆以燥剂治之，中脘脐胻[4]，以火艾燔针刺之，疮未尝合。戴人以苦剂越之，其涎如胶，即出二三升，谈笑而愈。

《济阳纲目·卷十五·吐酸》

【注】

[3]福建省福安市潭头镇棠溪古村，原名棠濑，位于福建省福安市潭头镇。

[4]脐胻：出《疮疡经验全书》。生于脐部的急性化脓性疾病。本病溃后能较快愈合者，乃属痈范畴。相当于西医的脐炎。

◇ 案四

余里一妇人，患吞酸，疗之经年不愈，一日酸不能忍，其夫漫取橘皮一掬[5]，煎汤与之，立止。治吞酸诸药不效者，橘皮一物汤，服之立愈。

陈皮一两

上锉，水煎，食后服。

《济阳纲目·卷十五·吐酸》

【注】

[5]一掬，亦作“一匊”。两手所捧的东西。

◇ 案五

续上余官金陵[6]时，一同僚妇患此，余令服此汤，其酸亦愈。真妙方也。

《济阳纲目·卷十五·吐酸》

【注】

[6]金陵：是南京的古称。

泄泻案

泄泻是以排便次数增多，粪便稀溏，甚至泻出如水样为主症的病证。泄者，泄漏之意，大便稀溏，时作时止，病势较缓；泻者，倾泻之意，大便如水倾注而直下，病势较急。故前贤以大便溏薄势缓者为泄，大便清稀如水而直下者为泻，但临床所见，难于截然分开，故合而论之。

◈ 案一

治久赤白下利，蒲黄二钱匕方。

蒲黄二钱匕　干姜二钱匕。

二物，合，以酒一升，热服，不过四五服断，蒲黄干姜散，良有验。

《医心方·卷十一》[1]

【按】蒲黄干姜散中，蒲黄具有止血、化瘀、通淋的功效，干姜则能温中散寒、回阳通脉。两药合用，既能止血化瘀以治标，又能温中散寒以治本，故对久赤白下利有良效。

【注】

[1]《医心方》是日本丹波康赖所编成的医学著作，成书于982年，是日本现存最早的医书。全书共三十卷，其内容以《诸病源候论》为底本，参酌《黄帝内经·素问》《备急千金要方》等百余本隋唐的方书，论述疗法、针灸、方剂、食饵、房中术等。此半井氏家本为平安时代抄本，现藏于东京国立博物馆。丹波康赖取材于中国医学著作，包括医经、经方、针灸、房中、养生、佛经和符咒等。

◈ 案二

范汪疗得病羸劣[2]，服药不愈，作肠滑，下痢脓血，日数十行，腹中绞痛，身热如火，头痛如破，其脉如涩方，用黄连苦参阿胶汤。

黄连四两　苦参二两　阿胶一两。

右三味，(口夫)咀。以水一斗，煮取二升，去滓，适寒温服二合，日三。少少益至半升。服汤尽者，复合，以愈为度。曾试验。忌猪肉、冷水。

《外台秘要·卷二十五》

【按】黄连苦参阿胶汤中，黄连清热燥湿、泻火解毒，苦参清热燥湿、杀虫止痒，阿胶补血止血、滋阴润燥。三药合用，既能清热燥湿、解毒止泻以治标，又能补血止血、滋阴润燥以治本。

【注】

[2]羸劣：音 léi liè，意思是瘦弱。

◈ 案三

齐淳于司马病，臣意切其脉，告曰：当病迵风。迵风之状，饮食下嗌[3]辄，后之。病得之饱食而疾起。淳于司马曰：我之王家食马肝，食饱甚，见酒来，即走去，驱疾至舍，即泄数十出。臣意告曰：为火剂米汁饮之，七八日而当愈。时医秦信在旁，臣意去，信谓左右阁都尉意以淳于司马病为何？曰：以为迵风，可治。信即笑曰：是不知也。淳于司马病，法当后九日死。即后九日不死，其家复召臣意。

《仓公诊籍》

【注】

[3]下嗌(yi)：下咽。

◈ 案四

顷商水县[5]白堤酒监军[6]昭信病飧泄，逾年不愈。此邑刘继先命予药之，为桂枝麻黄汤数两，一剂而愈。

《济阳纲目·卷二十二·上·泄泻滞痢》

【注】

[4]商水县：隶属河南省周口市。

[5]监军：官名。古代监军皆临时差遣，代表朝廷协理军务，督察将帅。汉武帝时置监军使者。东汉、魏晋皆有，省称监军，也称监军事。

◈ 案五

张子和云：夫男子妇人病水湿泻不止，因服豆蔻、乌梅、姜、附峻热之剂，遂令三焦闭溢，水道不行，水满皮肤，身体痞肿，面黄腹大，小便赤涩，两足按之陷而复起。《黄帝内经》曰：诸湿肿满，皆属脾土。可用独圣散叶之。如时月寒凉，宜于暖室不透风处，用火一盆，以借火力出汗，次以导水禹功散，量虚实泻十余行，湿去肿减则愈矣。

◈ 案六

是汗下叶三法齐行。既汗下吐讫，脏腑空虚，宜以淡浆粥养肠胃二三日，次服五苓散、益元散同煎，灯心汤调下。如是未尽，更宜服神助散，旧名葶苈散，可以流湿润燥，分阴阳，利小便。不利小便，非其法也。既平之后，宜大将息，忌鱼、盐、酒、肉、果木、房室等事，如此三年则可矣。如或不然，决死而不救也。（此言水湿闭溢者。宜汗下吐）

《济阳纲目·卷二十二·中·泄泻·论暑热泄》

◈ 案七

东垣曰：予病脾胃久衰，视听半失，此阴盛乘阳，加之气短，精神不足，此由弦脉令虚，多言之过也，皆阳气衰弱，不得舒伸，伏匿于阴中耳。癸卯岁六七月间，淫雨阴寒，逾月不止，时人多病泄利，一日予体重，肢节疼痛，大便泄并下者三，而小便闭塞。思其治法，按《内经》标本论，大小不利，无问标本，先利小便。又云：在下者引而竭之。亦是先利小便也。又云；诸泄利，小便不利，先分别之。又云：治湿不利小便，非其治也。皆言当利小便，必用淡味渗泄之剂以利之，是其法也。噫！圣人之法，虽布在方册，其不尽者可以意求耳。今客邪寒湿之淫，从外而入里，以暴加之，若从以上法度，用淡渗之剂以除之。病虽即已，是降之又降，是复益其阴而重竭其阳，则阳气愈削，而精神愈短矣。是阴重强阳重衰，反助其邪之谓也。故必用升阳风药则瘥。

以羌活一钱　独活一钱　柴胡一钱　升麻一钱

防风半钱　炙甘草半钱

咀，水煎，稍热服。大法云：湿寒之胜，助风以平之。又曰；下者举之，得阳气升腾而去矣。又法云：客者除之，是因曲而为之直也。圣人之法可以类推，举一而知百者也。若不达升降浮沉之理，而一概施治，其愈者幸也。（此言脉强者，直升阳除湿）

《济阳纲目·卷二十二·中·泄泻·论暑热泄》

◈ 案八

子和[7]云：殷辅之父年六十余，暑月病泄泻，日五六十行，自建碓镇来请戴人于陈州。其父喜饮水，家人辈争止之。戴人曰：夫暑月年老，津液衰少，岂可禁水。但劝之少饮，未及用药，先令速归。以绿豆、鸡卵十余枚同煮，卵熟取出，令豆软，下陈粳米作稀粥，搅令寒，食鸡卵以下之，一二顿病减大半。盖粳米鸡卵，皆能断痢，然后制抑火流湿之药，调顺而愈。

《济阳纲目·卷二十二·中·泄泻·论暑热泄》

【注】

[6]张从正，字子和，号戴人。

◈ 案九

一男子夜数如厕，或教以生姜一两。碎之，半夏汤洗，与大枣各三十枚，水一升瓷瓶中慢火烧为熟水，时时呷之，数日便已。

《济阳纲目·卷二十二·中·泄泻·论暑热泄》

【按】祛湿健脾，方可疗此病。成无己曰：辛者散也，润也。半夏之辛，以散逆气结气，除烦呕，发音声，行水汽，而润肾燥。好古曰：《经》云：肾主五液，化为五湿。自入为唾，入肝为泪，入心为汗，入脾为痰，入肺为涕。有痰曰嗽，无痰曰咳。痰者，因咳而动脾之湿也。半夏能泄痰之标，不能泄痰之本。泄本者，泄肾也。今人只知半夏去痰，不言益脾，盖能分水故也。脾恶湿，湿则濡困，困则不能治水。《经》云：湿胜则泻。

◈ 案十

子和云：一讲僧，病泄泻数年，丁香、豆蔻、干姜、附子、官桂、乌梅等燥药，燔针烧脐焫[7]腕，无有阙者。一日发昏不省，戴人诊，两手脉沉而有力。《脉诀》云：下利微小者生，脉洪浮大者无瘥。以瓜蒂散涌之，出寒痰数升，又以无忧散泄其虚中之积及燥粪盈斗，次以白术调中汤、五苓散、益元散调理，数日遂起。

《济阳纲目·卷二十二·中·泄泻·论治泄用吐汗下三法》

【注】

[7]焫：古同"爇"，点燃；焚烧。中医指用火烧针以刺激体表穴位。

◈ 案十一

（续上）又一僧，初闻家遭兵革，心气不足，又为寇贼所惊，脏腑不调，后入京不服水土，以至危笃。前后三年，八仙丸、鹿茸丸、烧肝散皆服之，不效，乃求药于戴人。戴人曰：此洞泄也，以谋虑久不决而成。肝主谋虑，其则乘脾，久思则脾湿下流。乃上涌痰半盆，末后有血数点，肝藏血故也。又以舟车丸[8]、浚川散[9]下数行，仍使澡浴出汗，自尔日胜一日，常以胃风汤、白术散调养之，一月而强食复故。

《济阳纲目·卷二十二·中·泄泻·论治泄用吐汗下三法》

【注】

[8]舟车丸，中医方剂名。出自《医方集解》引河间方。逐水行气之功效。主治水热内壅，气机阻滞证。

[9]大圣浚川散，中医方剂名。出自《医学纲目》卷四引张子和方。下诸积之功效。主治阳水，身热盛，烦渴，大便难，小便赤涩，脉沉数。

◈ 案十二

（续上）又李德卿妻，因产后病泄一年余，四肢瘦乏，诸医皆断为死证。戴人曰：两手脉皆微小，乃痢病之生脉。况洞泄属肝经，肝木克土而成，此疾亦是肠澼。澼者，胃中有积水也。先以舟车丸四五十粒，又以无忧散三四钱，下四五行。人皆骇之，病羸如此，尚可过耶。复以导饮丸又导之，渴则调以五苓散，向晚使人伺之，已起而缉床。前后约三四十行，以胃风汤调之，半月而能行，一月而安健。

《济阳纲目·卷二十二·中·泄泻·论治泄用吐汗下三法》

◈ 案十三

（续上）又刘德源，病洞泄逾年，食不化，肌瘦力乏，行步欹倾[10]，面色黧黑，举世治痢之药皆用之，无效。戴人往问之，乃出《内经》洞泄之说，虽不已疑，然畏其攻剂，夜焚香祷神。戴人先以舟车丸、无忧散下十余行，殊不困，已颇喜食。后以槟榔丸磨化其滞，待数日，病已大减。戴人以为去之不尽，当再服前药，德源亦欣然请下之，又下五行。次后数日，更以苦剂越之。往问其家，彼云：已下村中收索去也。

《济阳纲目·卷二十二·中·泄泻·论治泄用吐汗下三法》

【注】

[10]欹倾：qīqīng，歪斜、歪倒。

◇ 案十四

赵以德云：昔闻先生泄泻之病，其类多端，得于六淫五邪，饮食所伤之外，复有杂合之邪，似难执法而治。乃见先生治气暴脱在虚，顿泻，不知人，口眼俱闭，呼吸微甚，殆欲绝者，急灸气海，饮人参膏十余斤而愈。治阴虚而肾不能司禁锢之权者，峻补其肾。治积痰在肺，致其所合大肠之气不固者，涌出上焦之痰，则肺气下降，而大肠之虚自复矣。治忧思太过，脾气结而不能升举，陷入下焦而成泄泻者，开其郁结，补其脾胃，使谷气升发也。凡此之类，不可枚举。因问：先生治病，何其神也？先生曰；无他。圆机活法具在《内经》，熟之自得之矣。

《济阳纲目·卷二十二·中·泄泻·论治泄活法》

【按】肺中痰聚，肺气不得宣降，呼吸低微，下亦不通，忧思太过，脾失健运，气结且脾气不足，不得升举，故泄泻，以补脾胃之气，行水湿开通道则为法。

◇ 案十五

子和云：昔闻山东杨先生者，治府主洞泄不上。杨初对病人与众人谈日月星辰躔[11]度，及风雷云雨之变，自辰至未，而病者听之忘其圊[12]。杨尝曰：治洞泄不已之人，先问其所爱之事，好棋者与之棋，好乐者与之笙笛，勿辍。

《济阳纲目·卷二十二·中·泄泻·论治泄活法》

【注】

[11]躔：至，到。

[12]圊：音 qīng，厕所。

◇ 案十六

经验秘方：治暴泄注下，小便不通。

车前子[13]二钱，一味炒，为末，每服，米饮调下。其根叶亦可捣汁服。

荫按：此药利水道而不动元气者，欧阳文忠公尝得暴下，国医不能愈，人云：市中有此药，三文一帖，甚效。夫人买进之，一服而愈。后召卖药者问其方，但用车前子一味为末，米饮调下二钱匕。

《济阳纲目·卷二十二·中·泄泻·治暴泄方》

【注】

[13]车前子：利水，止泻，明目，祛痰止咳。

◈ 案十七

淳于意治齐丞相舍人奴，从朝入宫，臣意见之食闺门外，望其色有病气，臣意即告宦者平。平好为脉，学臣意所，臣意即示之舍人奴病，告之曰：此伤脾气也，当至春膈塞不通，不能食饮，法至夏泄血死。宦者平即往告相曰：君之舍人奴有病，病重，死期有日。相君曰：卿何以知之？曰：君朝时入宫，君之舍人奴尽食闺门外，平与仓公立，即示平曰：病如是者死。相即召舍人而谓之曰：公奴有病否？舍人曰：奴无病，身无痛者。至春果病，至四月泄血死。所以知奴病者，脾气周乘五藏，伤部而交，故伤脾之色也，望之杀然黄土败，察之如死青之兹木贼。众医不知，以为大虫，不知伤脾。所以至春死病者，胃气黄，黄者土气，土不胜木，故至春死。所以至夏死者，脉法曰：病重而脉顺清者曰内关。内关之病，人不知其所痛，心急然无苦。

◈ 案十八

若加以一病，死中春；一愈顺，及一时。其所以四月死者，诊其人时愈顺。愈顺者，人尚肥也。奴之病得之流汗数出，炙于火而以出见大风也。

《名医类案卷之二·内伤》

【按】脾气受损后，五脏之气相互交恶，导致面色黄而衰败，如死木之色。春天木旺克土，故病情加剧；夏天火旺克金，金为脾之子，子病则母忧，故泄血而死。

◈ 案十九

齐中郎破石病，臣意诊其脉，告曰：肺伤，不治，当后十日丁亥溲血死。即后十一日，搜血而死。破石之病，得之堕马僵石上。所以知破石之病者，切其脉，得肺阴气，其来散，数道至而不一也。色又乘之，天白。所以知其堕马者，切之得番阴脉。番阴脉入虚里，乘肺脉。肺脉散者，固色变也乘之。所以不中期死者，师言曰：病者安谷即过期，不安谷则不及期。其人嗜黍，黍主肺，故过期。所以渡血者，诊脉法曰，病养喜阴处者顺死，喜养阳处者逆死，其人喜自静，不躁，又久安坐，伏几而寐，故血下泄。

《名医类案卷之二·内伤》

◈ 案二十

迥风案

淳于意治齐淳于司马病，切其脉，告曰：当病迥风。迥风之状，饮食下嗌辄后之。病得之饱食而疾走。淳于司马曰：我之王家食马肝，食饱甚，见酒来，即走去，驱疾至舍，即泄数十出。臣意告曰：为火齐米汁饮之，七八日而当愈。时医秦信在旁，臣意去，谓左右阁都尉曰：意以淳于司马病为何？曰：以为迥风，可治。信即笑曰：是不知也。淳于司马病法当后九日死。即后九日不死，其家复召臣意。意往问之，尽如意诊。臣即为一火齐米汁使服之，七八日病已。所以知之者，诊其脉时，切之尽如法，其病顺，故不死。

《名医类案卷之一·迥风》

◈ 案二十一

阳虚侯相赵章病，召臣意。众医以为寒中，臣意诊其脉，曰：迥风。迥风[14]者，饮食下嗌而辄出不留，法曰五日死，而后十日乃死。病得之酒。所以知赵章之病者，臣意切其脉，脉来滑，是内风气也。饮食下嗌而辄出不留者，法五日死，皆为前分界法。后十日乃死，所以过期者，其人嗜粥，故中脏实，中脏实，故过期。师言曰：安谷者过期，不安谷者不及期。《史记》

《名医类案卷之一·迥风》

【注】

[14]迥风：dòng fēng，指中医谓饮酒过多引起的一种风疾。

◈ 案二十二

安阳武都里成开方自言以为不病，臣意诊之，谓病苦沓风[15]，三岁四肢不能自用使人暗，失音也。暗即死。今闻其四肢不能用，暗而未死也。病得之数饮酒以见大风气。所以知成开方病者，诊之，其脉法奇，《咳》言曰：气相反者死。切之，得肾反肺。法曰三岁死也。

《名医类案卷之一·沓风》

【注】

[15]沓风：tàfēng。病名，风病。

痢疾

痢疾是以腹痛、里急后重、下痢赤白脓血为主症的一类病证。痢疾具传染性，多发于夏秋季节。

◈ 案一

崔氏：治痢，无问冷热赤白久新并疳温。（刘秘监积年患痢，每服此即愈方。）阿胶二两（二两，一两炙入药，一两销作清）吴黄连一两　干姜二两

入黄无食子[1]（二枚，久痢肠滑甚者，量加至三四枚）

上四味，捣筛为末，以醋镕[2]胶清，顿和丸如梧子，饮服二十五丸，日再，渐加至三十丸，老小者以意酌，禁如常法。（一云若冷剂以酒下，热痢以粥饮下。出第三卷中。）

《外台秘要·卷二十五·卒暴冷下部疼闷方二首》

【注】

[1]无食子：又名没石，温苦止泻痢白赤，养血生精安气神，乌须长肉治疳。

[2]镕：①铸造金属器物的模型。②通“熔”。

◈ 案二

又疗热毒下黑血，五内搅切痛，日夜百行，气绝欲死方。

黄连一升　龙骨二两　白术二两　阿胶三两（炙）

干姜三两　当归三两　赤石脂三两　附子一两（炮）

上八味，切，以水一斗，煮取五升，分为五服。余以贞观三年七月十二日，忽得此痢，至于五日将绝，处此方药，入口即定。忌猪肉、冷水、桃李、雀肉。（并出第十五卷中。）

《外台秘要·卷二十五·热毒血痢方六首》

◈ 案三

《必效》：疗赤痢方。

香淡豉半大升　黄连一大两

上二味，以水一升半，浸豉一日，滤取汁，碎黄连薄绵裹，豉汁中煎，取强半升。空腹顿服即止。桑泉[3]蒋尉云效。

《外台秘要·卷二十五·赤痢方四首》

【注】

[3]桑泉：周浦。隋末任唐代晋阳宫副监。

◈ 案四

又云吾患痢三十余年，诸疗无效。唯服此方得愈也。安石榴汤，疗大疰痢及白滞，困笃[4]欲死，肠已滑，医所不能疗方。

干姜二两　生姜倍之　黄檗一两(细切)　石榴一枚

阿胶二两(别研渍之)

上四味，切，以水三升，煮取一升二合，去滓，纳胶令烊，顿服，不瘥复作。疗老小亦良，人羸者稍稍服之，不必顿尽。须臾复服。石榴须预取之。(《肘后》同。一方无黄檗，用黄连。并出第二卷中。)

《外台秘要·卷二十五·数十年痢方一十一首》

【按】由湿热、寒邪或疰气所致，导致脾胃受损，大肠传导失司。治疗：温中散寒，涩肠止泻，养血补血。方中干姜、生姜温中散寒，黄檗(黄柏)清热燥湿，石榴涩肠止泻，阿胶养血补血。

【注】

[4]笃：沉重。

◈ 案五

《近效》：疗热淋，日夜数十度，吃药不瘥方。空腹服井华水[5]一二升，必瘥。韦特进鸿胪[6]进用如神效方。吃水了后，行六七百步，甚良。

《外台秘要·卷二十七·热淋方三首》

【按】热淋认为是由于湿热下注膀胱，导致膀胱气化不利，水道不通，从而出现尿频、尿急、尿痛等症状。这里的“热”指的是湿热之邪，“淋”则是指小便淋漓不尽。治疗：空腹服用井华水(早晨第一次汲取的井泉水)，利用其清热、镇静、安神的作用来缓解热淋症状。

【注】

[5]井华水：是早晨第一次汲取的井泉水，此处功效为清热。

[6]鸿胪：试鸿胪卿是本官，官位名称，但有试字，说明本官属于候补序列，不任事。

◎ 案六

子和云：夫下利脓血，腹痛不止，可用调胃承气汤加姜、枣煎，更下脏连丸，泻讫[7]以五苓益元调下。

《济阳纲目·卷二十二·下·滞下·论治痢通因通用之法》

【注】

[7]讫：qì，完毕。

◎ 案七

又一男子泻痢不止如倾，不敢冷坐，诸医皆以为寒，治延十载，两手寸脉皆滑。余不以为寒，所以寒者，水也。以茶调散涌寒水五七升。又以无忧散泻积水数十行，乃通因通用之法也。次以淡剂利水道。

《济阳纲目·卷二十二·下·滞下·论治痢通因通用之法》

【按】男子泻痢不止，不敢冷坐，但诸医皆误诊为寒证，治疗十年未见好转。然而，脉象提示(两手寸脉皆滑)，发现并非寒证，而是由于体内积聚了大量湿邪或痰饮水湿，这些痰饮导致气机阻滞，从而出现泻痢不止的症状。"滑脉"与湿邪内盛、痰饮停积有关。首先，采用"通因通用"之法，即利用泻下的方法来治疗，通过茶调散涌出水邪五七升，再以无忧散泻出积水数十行。因患者体内湿邪过盛，单纯止泻只会使湿邪内闭，加重病情。因此，需先通过泻下的方式将湿邪排出，待湿邪去尽后再以淡剂利水道，体现"治病求本"和"因势利导"的治疗原则。

◎ 案八

丹溪曰：予从叔年逾五十，夏间患滞下病，腹微痛，所下褐色，后重频并，谷食大减，时有微热。察其脉，皆弦而涩，似数而稍长，却喜不甚浮大，两手相等，视其神气大减。予曰：此非滞下，乃忧虑所致，心血亏，脾气弱耳。遂以参、术为君，当归、陈皮为臣，川芎、炒芍药为佐使，时暄热甚，少加黄连，两月而安。娄长官年三十余，奉养厚者，夏秋间患滞下，腹大痛，有人教服单煮干姜，与一帖则痛定，少顷又作，又与之定，由是服干姜至三斤。八日视之，左脉弦而稍大似数，右脉弦而大稍减，亦似数，重取之似紧。予曰：此必醉饱后吃寒凉太过，当作虚寒治之。因其多服干姜，遂教用四物汤去地黄，加人参、白术、陈皮、酒红花、茯苓、桃仁，煎入生姜汁饮之，至一月而安。

《济阳纲目·卷二十二·下·滞下·论滞下亦有挟虚挟寒》

【按】从叔年逾五十，夏间患滞下病，伴有腹痛、下褐色物、里急后重、食欲减退及微热。脉象弦而涩，似数而稍长，但浮大不明显，且神气大减。症状和脉象提示，非典型的湿热滞下，而是因忧虑过度导致的心血亏虚和脾气虚弱。忧虑伤脾，心血不足，气血运行不畅。以益气健脾、补血养心为主要治法，使用参、术为君药，当归、陈皮为臣药，川芎、炒芍药为佐使，并根据时令稍加黄连以清热。通过补益气血和调理脾胃为法。

◎ 案九

（续上）金氏妇年近四十，秋初尚热患滞下，腹但隐痛，夜重于昼，全不得睡，食亦稍减，口干不饮，已得治痢灵砂[8]二帖矣。予观之，两手脉皆涩，且不匀，神思倦甚，饮食全减。日与四物汤，倍加白术，以陈皮佐之，与十数帖而安。此三病者，若因其逼迫而用竣剂，岂不误人。

《济阳纲目·卷二十二·下·滞下·论滞下亦有挟虚挟寒》

【按】金氏妇年近四十，秋初患滞下，腹痛夜重昼轻，影响睡眠，食欲减退，口干不饮。脉象涩且不匀，神思倦甚，饮食全减。提示患者虽患滞下，但已见明显虚象，为气血亏虚、脾胃虚弱之证。给予四物汤倍加白术，以陈皮佐之。四物汤补血调血，白术健脾益气，陈皮行气和中，共奏补血健脾、行气止痛之效。通过补益气血和调理脾胃，使病情得以缓解。

【注】

[8]灵砂：古代道家用朱砂作原料炼成的丹药。谓服之可以长生。亦泛指灵丹妙药。

◎ 案十

准绳曰：丹溪治叶先生患带下，后甚逼迫，正合承气证。但气口虚，形虽实而面黄积白，此必平日食过饱而胃受伤，着忍二三日辛苦，遂与参术陈皮芍药等补剂十余帖，至三日后胃气稍完，与承气二帖而安。

《济阳纲目·卷二十二·下·滞下·论痢先荡积》

【按】叶先生患带下，病情严重，按症状似应使用承气汤类攻下剂。

但患者气口（指寸口脉的关部，代表脾胃之气虚弱），形虽实而面黄肌瘦，患者平日饮食过饱导致胃气所伤，且正气耗损。因此症状看似实证，实则本虚标实。

治疗：丹溪先给予参术陈皮芍药等补剂，以补益脾胃、调和气血，待胃气稍复后，再予承气汤以荡涤积滞。这种先补后攻的治法，体现治病求本、固护正气的原则。

◎ 案十一

准绳云：老人深秋患痢，发呃逆呕者，黄柏炒燥研末，陈米饭为丸小豌豆大，每服三十丸，人参、白术、茯苓三味浓煎汤下，连服三剂即愈，切不可下丁香等热药。治冷痢，腹中不能食，肉豆蔻去皮，醋面裹煨[9]熟捣末，粥饮下二钱匕。

《济阳纲目·卷二十二·下·滞下·论秋痢》

【注】

[9]煨：wēi，意思是慢慢地炖煮食物，文火中致熟的烹调方法。

◎ 案十二

罗谦甫云：至元乙亥，廉台王千户领兵镇涟水，此地卑湿[10]，因劳役过度，饮食失节，至秋深疟痢并作，月余不愈，饮食全减，形容羸瘦，时已仲冬[11]，求治于予，具陈其由。诊得脉弦细而微如蛛丝，身体沉重，手足寒逆，时复麻痹，皮肤痂疥，如风之状，无力以动，心腹痞闷，呕逆不止。皆寒湿为病久淹，真气衰弱，形气不足，病气亦不足，阴阳皆不足也。

《针经》云：阴阳皆虚，针所不为，灸之所为。《内经》云：损者益之，劳者温之。《十剂》云：补可去弱。先以理中汤加附子，温养脾胃，散寒湿。涩可去脱，养脏汤加附子，固肠胃，止泄痢。仍灸诸穴，以并除之。经曰：腑会太仓。即中脘也，先灸五七壮，以温养脾胃之气，进美饮食。次灸气海百壮，生发元气，滋荣百脉，充实肌肉。复灸足三里，胃之合也，三七壮，引阳气下交阴分，亦助胃气。后又灸阳辅二七壮，接续阳气，令足胫温暖，除清湿之邪。迨月余，病退平复。

《济阳纲目·卷二十二·下·滞下·论寒痢》

【按】老人深秋患痢，伴有呃逆呕吐，这通常与脾胃虚寒、湿邪内停有关。深秋时节，寒气渐重，阳气渐衰，受寒邪侵袭，加之脾胃虚弱，运化失职，湿邪内生，导致痢疾发作。呃逆呕吐则是胃气上逆。

治疗：采用黄柏炒燥研末，配合人参、白术、茯苓浓煎汤送服，以清热燥湿、健脾益气。黄柏性寒而燥，能清热燥湿，但在此处用量较小，且与人参等温补药同用，以防伤胃。同时，强调不可使用丁香等热药，以免助热伤阴。对于冷痢(寒湿型痢疾)，则采用肉豆蔻去皮醋煨熟捣末，粥饮下服，以温中止泻。

【注】

[10]卑湿：bēi shī(地势)低洼而潮湿。

[11]仲冬：冬季的第二个月，即农历十一月。

◇ 案十三

丹溪云：治族叔年七十，禀壮形瘦，夏末患泄痢至秋，百方不应。视之，病虽久而神不瘁[12]，小便涩少而不赤，两手脉俱涩而颇弦，自言胸微闷，食亦减。因悟此必多年沉积癖在肠胃，询其平生喜食何物，曰：喜食鲤鱼，三年无日不用。此积痰在肺，肺为大肠之脏，宜大肠之不固也。当与澄其源而流自清，以茱萸、陈皮、青葱、蔍首根、生姜煎浓汤，和以砂糖，饮一碗许，自以指探喉中，至半时，吐痰半升如胶，其夜减半。次早又服，又吐半升而痢自止。又与平胃散加白术、黄连，旬日而安。

《济阳纲目·卷二十二·下·滞下·论久痢》

【按】廉台王千户因劳役过度、饮食失节，加之所处之地卑湿，导致寒湿之邪侵袭机体。深秋时节，寒气加重，病情加重。脉弦细而微、身体沉重、手足寒逆、麻痹、皮肤痂疥、心腹痞闷、呕逆不止等症状。均提示患者正气虚弱、寒湿内盛、阴阳俱虚。

治疗：罗谦甫先以理中汤加附子温养脾胃、散寒除湿；再以养脏汤加附子固肠止泻；同时配合针灸治疗，灸中脘、气海、足三里、阳辅等穴，以温补阳气、强健脾胃、疏通经络、祛除寒湿。体现中医内外兼治、标本兼顾的特点。

【注】

[12]瘁：cuì 过度劳累。

◇ 案十四

(续上)朱仲荇年近七十，右手风挛多年。七月患泻痢，百药不愈。诊其脉，右手浮滑而洪数，予曰：此必太阴分有积痰，肺气壅郁不能下降，大肠虚而作泄。当治上焦。遂用萝卜子加浆水蜜，探之而吐得痰一块，大如碗，色如琥珀，稠黏如胶，痢遂止，不服他药。

《济阳纲目·卷二十二·下·滞下·论久痢》

【按】朱仲荷年近七十，右手风挛多年，与风湿侵袭经络、气血运行不畅有关。七月患泻痢，百药不愈，诊其脉右手浮滑而洪数，提示太阴分(脾经)有积痰，肺气壅郁不能下降，大肠因虚而作泄。肺气不降则大肠失于传导，加之脾虚湿盛，导致泻痢。

治疗：采用化痰降肺气的治法，用萝卜子加浆水蜜探吐，使积痰得吐，肺气得降，大肠传导功能恢复，泻痢自止。

◎ 案十五

(续上)一人患痢百余日，百法不效，六脉促急沉弦，细弱芤，左手为甚，昼夜十行。视之，秽物甚少，虽下清涕，中有紫黑血丝，食全不进。此非痢也，当作瘀血治之。其人问，瘀血何事而致。予曰：饱食急走，极力叫骂，殴打颠扑，多受疼痛，盛怒不泄，补塞太过，大酒大肉，皆能致之。彼云：去岁枉受责杖，经涉两年，恐非此等瘀血。予曰：服吾药，瘀血下则生矣。以桃仁、乳香、没药、滑石，佐以槟榔、木香，神曲糊为丸，以米饮下百粒，至夜半不动，又依前法下二百粒，至天明下秽如烂鱼肠者二升半，困顿终日，渐与粥食而安。(此方当有大黄，无则难下)

《济阳纲目·卷二十二·下·滞下·论久痢》

【按】患者患痢百余日，百法不效，六脉促急沉弦细弱芤，左手为甚，昼夜频泻但秽物甚少，下清涕样物中有紫黑血丝，食全不进。提示非普通痢疾，而是瘀血阻滞肠道所致。因去岁受杖责，瘀血留滞肠道两年之久。采用活血化瘀、消食导滞的治法，以桃仁、乳香、没药、滑石等药物活血化瘀，佐以槟榔、木香、神曲消食导滞，制成丸剂以米饮送服，使瘀血得下，肠道通畅，泻痢得止。

◎ 案十六

丹溪云：邻人鲍子，年二十余，因患血痢，用涩药取效。后患痛风，号叫撼[13]邻里。予视之曰：此恶血入经络证，血受湿热，久为凝浊，所下未尽，留滞隧道，所以作痛。经久不治，恐成枯细。遂与四物汤，桃仁、红花、牛膝、黄芩、陈皮、甘草，煎生姜汁研潜行散，入少酒饮之数十帖，又与刺委中，出黑血近三合而安。痢后脚弱渐细小，用苍术二两，白芍药、龟板各二两半，黄柏五钱，粥糊丸，以四物汤加陈皮、甘草煎汤送下。

《济阳纲目·卷二十二·下·滞下·论痢后风》

【按】鲍子年二十余，因患血痢用涩药取效后，又患痛风，号叫撼邻里。提示患者体内湿热瘀血未清，久为凝浊，留滞经络，导致疼痛。血痢虽用涩药暂止，但瘀血未除，湿热未清，加之可能再次感受外邪或饮食不节，引发痛风。

治疗：采用活血化瘀、清热利湿的治法，以四物汤为基础方，加桃仁、红花、牛膝活血化瘀，黄芩清热燥湿，陈皮、甘草理气和中，生姜汁、酒助药力行散。同时配合针刺委中穴放血，以泄经络之瘀血。痢后脚弱渐细小，为肝肾不足之象，故用苍术、白芍药、龟板、黄柏等药物补益肝肾、强筋健骨，制成丸剂以四物汤加陈皮、甘草煎汤送服。

【注】

[13]撼 hàn 撼动。

◎ 案十七

治泻痢或血痢，日久不愈。先公顷在括苍病痢逾月，得此方而愈。

地榆半两(微炒)　当归半两(微炒)　阿胶半两(糯米炒)

黄连半两(去须)　诃子半两(取肉，炒)　木香(晒干)

乌梅半两(去核取肉)

上为细末，炼蜜丸如桐子大，每服二三十丸，空心陈米饮吞下，地榆丸。

《济阳纲目·卷二十二·下·滞下·治赤痢方》

【按】泻痢或血痢日久不愈，脾胃虚弱则运化失职，湿热内蕴则肠道不清，气血耗伤则正气不足，难以驱邪外出。治疗：地榆、黄连清热燥湿解毒；当归、阿胶补血养血；诃子、乌梅收敛固涩止泻；木香行气止痛。全方共奏收敛固摄、补血清热、行气止痛之功，适用于久泻痢或血痢属湿热未尽、气血耗伤者。

◎ 案十八

(续上)顷在霅[14]上，士人苏子病此为甚，其妇翁孙亿来告，急录此方以与之，旋即痊安。

《济阳纲目·卷二十二·下·滞下·治赤痢方》

【按】苏子所患之痢与上述地榆丸所治之证相似，即湿热蕴结肠道、气血耗伤之证。

【注】

[14]霅：霅溪，水名。在浙江。

◇ 案十九

有人夏月患痢，一日六七十行，用五苓散，立止。

《济阳纲目·卷二十二·下·滞下·治赤痢方》

【按】夏月患痢，一日六七十行，提示病情急重。五苓散原为利水渗湿之剂，通过利小便以实大便，达到止泻的效果。五苓散由茯苓、猪苓、泽泻、白术、桂枝组成，具有利水渗湿、温阳化气的作用。

◇ 案二十

一方治痢血。

乌梅三枚除核，用盐水研烂，合腊茶[15]，加醋汤[16]沃服之。曹鲁公痢血百余日，国医无能疗者，陈应之用此，一啜而瘥。

《济阳纲目·卷二十二·下·滞下·治赤痢方》

【按】曹鲁公痢血百余日，说明病情缠绵难愈，方剂分析：乌梅盐水方由乌梅、盐水、腊茶、醋汤组成。乌梅酸涩收敛，具有止血止泻的作用；盐水、腊茶、醋汤则可能通过其酸涩或苦寒之性，协助乌梅收敛止血，同时清热燥湿解毒。

【注】

[15]腊茶：即团、饼茶

[16]醋汤：是一种以仅以葱姜醋调味而不含其他蔬菜或肉类的汤品。

◇ 案二十一

昔梁庄肃公患痢血，陈应之曰：此挟水谷。用三物散数服而愈。

胡黄连　乌梅　灶心土(各等分)

上为末，腊茶清调下，食前服。

《济阳纲目·卷二十二·下·滞下·治赤痢方》

【按】梁庄肃公患痢血，陈应之诊断为“挟水谷”，认为痢血与饮食不节、水湿内停有关。三物散由胡黄连、乌梅、灶心土组成。胡黄连清热燥湿解毒；乌梅收敛止血止泻；灶心土(又称伏龙肝)温中止泻、收敛止血。三药合用，共奏清热燥湿、收敛止血止泻之功，适用于湿热内蕴、水湿停聚所致的痢血证。

◎ 案二十一

一方治气痢。

乳汁煎荜茇服之。《太平广记》：贞观中，太宗苦于气痢，众医不效，诏问群臣中有能治者，当重赏之，有卫士进此方，服之立瘥。

《济阳纲目·卷二十二·下·滞下·治寒痢方》

【按】气痢主要是由于寒热不调，气机郁滞于肠道所致寒热不调是气痢的主要病机，既有寒邪的凝滞，又有热邪的扰乱，导致肠道气机不畅。乳汁性寒，能生津润燥，清热解毒；荜茇性热，能下气止痛，温中散寒。两者一寒一热，相互调和，既能清热燥湿，又能温中行气，从而达到治疗气痢的目的。

◎ 案二十二

前某守九江[17]，被诏冒暑涉长江，暨抵行朝，血痢已数日矣。急欲登对，医者以刚剂燥之，虽得止数日，脐下一块大如杯，旬日如碗，大痛，发则不可忍，故急请公词以归耳，奈何。予曰：积痢不可强止，故积血结于脐胁下，非抵当丸不可。渠疑而不肯服，次年竟以此终。

《济阳纲目·卷二十二·下·滞下·治食积痢方》

【按】积痢是由于患者被诏冒暑涉长江，暑湿内侵，加之医者误用刚燥之剂止泻，导致积血结于脐胁下。积痢的特点是泻下不畅，或泻下物中夹有黏液、血液等，伴有腹痛、腹胀等症状。积血结块则是由于泻下未得畅通，血瘀气滞所致。医者误用刚燥之剂止泻，反而导致积血结块。

治疗：应使用具有活血化瘀、行气止痛作用的方剂，如抵当丸等，以消除积血结块，畅通肠道。

【注】

[17]九江，简称“浔”，别名“浔城”，古称浔阳，为江西省地级市。

◎ 案二十三

治五色痢[18]久不愈者，瓜蒌散。胡大卿有仆人患痢半年，至杭州遇一道人，传此方而愈。

瓜蒌(一个)，黄色者，以炭火煨存性，用盖在地下一宿出火毒。

上研为细末，作一服，用温酒调服。

《济阳纲目·卷二十二·下·滞下·治久痢方》

【按】湿热蕴结是五色痢的主要病机，湿热之邪长期滞留于肠道，导致肠道功能受损，气血耗伤。

治疗：瓜蒌散以瓜蒌为主药，瓜蒌能清热化痰、宽胸散结、润肠通便。经过炭火煨制后，瓜蒌的药性更加温和，既能清热燥湿，又能活血化瘀、行气止痛。温酒调服则能增强药物的温通作用。瓜蒌散通过清热燥湿、活血化瘀、行气止痛的作用。

【注】

[18]五色痢：病名，指痢下脓血呈现多种颜色。

◎ 案二十四

唐贞观中，张宝藏为金吾长上。尝因下直归栎阳，路逢少年畋猎，割鲜野食，倚树叹曰：张宝藏身年七十，未尝得一食酒肉如此者，可悲哉。旁有僧指曰：六十日内官登三品，何足叹也？言讫不见，宝藏异之。即时还京师，太宗[19]苦气痢，诸治不效。即下诏问殿庭左右[20]，有能治者重赏之，宝藏曾困[21]其疾，即具疏[22]以乳煎荜茇方，上服之，立瘥。宣下宰臣，与五品官。熟魏征难之，逾月不进拟。上疾复发。问左右曰：吾前饮乳煎荜茇[23]，有功。复命进之，一啜又平。因思曰：尝令进方人五品官，不见除授，何也？征惧，曰：奉诏之际，未知文武二吏。上[24]怒曰：治得宰臣[25]不妨，已授三品官，我天子也，岂不及汝耶？乃厉声曰：与三品文官。授鸿胪寺卿，时正六十日矣。其方，每服用牛乳半升，草拨三钱匕，同煎减半，空腹顿服。《独异志》

《名医类案卷之四·痢》

【按】饮食不节、暑湿侵袭，导致体内寒热不调，气机不畅。寒热不调导致肠道气机郁滞，进而引发气痢。症状表现为腹胀、肠鸣、里急后重，但泻下物不多，或仅为黏液便。

【注】

[19]太宗：即唐太宗李世民，公元627—649年在位。

[20]殿庭左右：朝廷中的近臣。

[21]困：极痛苦之意。

[22]具疏：分条陈述。

[23]荜茇：中药名。功能温中散寒止呕镇痛。

[24]上：皇上，此指唐太宗。

[25]宰臣：宰相和朝廷中的大臣。

便秘案

便秘是以大便排出困难，排便时间或排便间隔时间延长为临床特征的一种病证。便秘既是一种独立的病证，也是一个在多种急慢性疾病过程中经常出现的症状，本篇仅讨论前者。

◎ 案一

安康郡太守[1]苦风秘，陈为处二仁丸：

杏仁去皮尖，面炒；黄麻仁，另研；枳壳去穰，面炒为末；诃子炒去核，为末。

上用炼蜜为丸梧子大，每服二三十丸，温水下。未利，增之乃愈。

《续名医类案·卷二十·大便不通》

【按】风秘主要是由于风邪侵袭肠道，导致肠道津液耗损，大便干燥难下。

【注】

[1]郡国官，古代官职名，如郡守(又称郡太守)、河南尹等，河南尹的属吏，与郡守大致相同，兹不赘述。

◎ 案二

一老人因内伤挟外感，自误汗后，以补药治愈，脉尚洪数。予谓洪当作大论，年高误汗，后必有虚证，仍与参、芪、归、术、陈皮、甘草等。自言从病不曾更衣，今虚努迸痛不堪，欲用利药。予谓非实秘，为气困，因误汗而虚，不得充腹，无力可努，仍用前药，间以肉汁粥及锁阳粥与之，浓煎葱椒汤浸下体，下软块五六枚，脉大未敛，此血气未复，又与前药，二日小便不通，小腹满闷，烦苦仰卧，则点滴而出。予曰：补药未至。倍参、芪，服二日小便通，至半月而愈。

《济阳纲目·卷九十四·大便燥结·论》

【按】老人因内伤挟外感，加之自误汗后和补药误治，加重了体内邪气，从而引发便秘。内伤外感导致气血亏虚，津液不足，肠道失润而干燥难下。同时，误汗和补药误治进一步耗损了正气和津液，加重便秘。治疗以补气养血、润肠通便为法。

◈ 案三

一妇人脾疼，后患大小便不通，此是痰隔中焦，气聚上焦，用加味二陈汤治之。

陈皮　半夏　茯苓　甘草　木通（各等分）

上锉，水煎，初服后吐，渣再煎服。

《济阳纲目·卷九十四·大便燥结·治大小便不通方》

【按】痰阻中焦，脾胃气机受阻，运化功能减弱，导致脾疼；气聚上焦，气机逆乱，影响大肠和小肠的气化功能，导致大小便不通。

◈ 案四

安康郡太守苦风秘，陈为处二仁丸。杏仁去皮尖麸炒黄，麻仁另研，枳壳去瓤[2]麸炒为末，诃子炒去核为末，右用炼蜜为丸桐子大，每服二三十丸，温水下，未利，增之乃愈。

《续名医类案卷之二十六·大便不通》

【按】风邪内侵，耗伤肠道津液，导致大便干燥难下。风邪侵袭影响肠道气机，导致气机不畅，加剧便秘。

【注】

[2]瓤：ráng，指瓜类的肉。

腹 痛

腹痛是以胃脘以下、耻骨毛际以上部位发生疼痛为主要表现的一种病证。腹痛是脾胃系常见病证之一。

◎ 案一

《古今录验》：疗久心痛、腹痛积年，定不过一时间还发，发甚则数日不能食，又便出干血，穷天下方不瘥，甄立言[1]为处犀角丸服之，数日则瘥方。

犀角二分（屑） 麝香二分（碎） 朱砂四分（光明者，研）

桔梗（二分） 莽草二分（炙） 鬼臼（二分）

附子二分（炮） 桂心二分 贝齿五枚

甘草六分 芫花二分（熬） 巴豆二十枚（去心皮）

赤足蜈蚣二枚（去足，炙）

上十三味，捣筛，蜜和丸如梧子，饮服一丸。日一，渐加至三丸，以利为度。忌生葱、猪肉、野猪肉、芦笋、生血物。

《外台秘要·卷七·久心痛方六首》

【注】

[1]甄立言：古代医家名。甄权之弟，生于南朝梁大同十一年（545），卒于唐贞观年间（627—649）。唐武德年间（618—626）升太常丞，与兄甄权同以医术享誉当时。立言医术娴熟，精通本草，善治寄生虫病。

◎ 案二

余族叔年六十余，以饮酒积热，常患腹痛，医每用芩、连、大黄之属，暂时取效，然时止时作，数年不愈。日复大痛，医复用前药。

遂连痛四十余日不止，因致身重不起，目闭不开，肌热如火，昼夜不眠，而胸中结块如石，饮食不下。医更用青、枳、曲之属消导之，其痛愈甚。余诊视，见六脉洪大而虚，曰：此成内伤也，用此药一帖，痛止积散，当夜热退安寝矣。次日诸病悉除，惟不能食，更用参苓白术散二帖，遂饮食如常。或问痞积而用升提，何也？曰：此非实积，乃清阳下陷，浊阴上升，寒凉药过多所致虚结耳，升补清阳则浊阴自降，何病不瘳哉。

治劳倦饮食，损伤元气，或过服寒凉消导之药，致清气下陷，肚腹大痛，此内伤证也。服此汤立止，其效如神。

人参一钱　黄芪一钱(蜜炙)　白术一钱　白芍药一钱(酒炒)
甘草一钱(炙)　陈皮一钱　当归一钱　升麻五分　柴胡五分
砂仁五分

上锉一剂，水煎服，为加味补中益气汤。

《济阳纲目·卷七十三·腹痛·治中虚腹痛方》

腹 胀

腹胀：指腹部腹满不适，或腹部胀大。

◎ 案一

《必效》：青木香丸主气满腹胀不调，不消食兼冷方。

青木香六分　槟榔仁六分　大黄十二分　芍药五分

诃黎勒五分　枳实五分(炙)　桂心四分

上七味，捣筛，蜜和丸如梧子，饮服十五丸左侧，渐渐常加，以利为度，不限丸多少。不利者，乃至五十、六十丸亦得。忌生葱。(韩同识频服大效，古今常用。)

《外台秘要·卷七·心腹胀满及鼓胀方一十四首》

◎ 案二

《广济》：疗蛟龙病，三月、八月近海及水边，因食生芹菜，为蛟龙子生在芹菜上，食入人腹，变成龙子，须慎之。其病发似癫，面色青黄，少腹胀，状如怀妊，宜食寒食饧方。

寒食强饧三升，三服之，吐出蛟龙，有两头及尾。开皇六年[1]，又贾桥有人吃饧，吐出蛟龙。大验。无所忌。(《千金方》同。出第二卷中。)

《外台秘要·卷十二·蛟龙病方一首》

【注】

[1]开皇六年是 586 年开皇是隋文帝在位时的第一个年号，历时 20 年。

积 聚

积聚是腹内结块，或痛或胀的一种病证，古又称“伏梁”“肥气”“痞气”“息贲”等。分别言之，积属有形，固定不移，痛有定处，病属血分，乃为脏病；聚属无形，包块聚散无常，痛无定处，病属气分，乃为腑病。因积与聚关系密切，故两者往往一并论述。

◎ 案一

治蛟龙病，开皇六年三月八日，有人食芹得之，其人病发似癫痫，面色青黄，因食寒食饧过多，便吐出蛟龙，有头及尾。从兹有人患此疾，令服寒食饧[1]三斗，大验。

《备急千金要方·卷十一·坚癥积聚第五》

【按】气血运行不畅，导致瘀血、痰浊等病理产物在体内积聚，形成有形或无形的包块。积属有形，固定不移，痛有定处，病在血分，与脏病相关；聚属无形，包块聚散无常，痛无定处，病在气分，与腑病相关。寄生虫在体内寄生，导致气血紊乱，当患者因食用过多寒食饧，而吐出寄生虫时，症状得到缓解。

【注】

[1]饧：táng，从米、麦、甘蔗、甜菜等物中提炼出来供食用的甜味物质。

◎ 案二

山野人有啮虱，在腹生长为虱癥病，治之方：故败篦子[2]一枚，故败梳一枚，右二物，各破为两份，各取一份烧为末；又取一份，以水五升，煮取一升，以服前烧末，顿服，斯须出矣。

《备急千金要方·卷十一·坚徵积聚第五》

【按】虱子在腹内寄生，导致气血运行不畅，形成包块。败篦子、故败梳等物品可驱赶虱子，故败篦子、故败梳合用，利水道，清肺化痰，为治疗啮虱、虱百之良药。通过内服外用，使虱子排出体外。

【注】

[2]败篦子：篦子是用竹子制成的梳头用具，中间有梁儿，两侧有密齿。

◈ 案三

齐中尉潘满如病少腹痛。臣意诊其脉，曰：遗积瘕也。臣意即谓齐太仆臣饶、内史[3]臣繇[4]曰：中尉不复自止于内，则三十日死。后二十余日，溲[5]血死。病得之酒且内。所以知潘满如病者，臣意切其脉深小弱，其卒然合合也，是脾气也。右脉口气至紧小，见瘕气也。以次相乘，故三十日死。三阴俱抟者。如法不俱抟者，决在急期；一抟一代者，近也。故其三阴抟，溲血如前止。（瘕证）

《仓公诊籍》

【按】湿热之邪与瘀血互结于内，形成瘕病。热瘀血阻滞气机，导致小腹疼痛。

【注】

[3]内史：中央官制，西周时开始设置，又称作册内史、作命内史，见西周金文。西周的内史官制承袭夏朝与商朝，如夏朝有太史令终古、商朝有太史令向挚。先秦的内史，其主要任务是掌管法令、拟定文书，协助国君策命诸侯及卿大夫，并负责爵禄的废置。

[4]繇：音 yóu，人名用字。

[5]溲：呕吐。

◈ 案四

深师：乌头丸，疗心腹积聚胀满，少食多厌，绕脐痛，按之排手，寒中有水上气，女人产后余疾，大人疯癫，少小风惊痫百病之者。元嘉[6]中用疗数人皆良。有一人服五服药，即出虫长一尺余三枚，复出如牛胆黑坚四枚，中皆有饭食，病即愈方。

乌头七枚(炮)　干姜五分　皂荚五分(炙，兼皮子)　菖蒲三分

桂心四分　柴胡三分　炮附子三分　人参三分

厚朴三分(炙)　黄连三分　茯苓三分　蜀椒五分(汗)

吴茱萸四分　桔梗三分

上十四味，捣筛，蜜和为丸，服如梧子二丸，日三，稍加至十五

丸。忌猪肉、冷水、醋物、生葱、羊肉、饧。(出第二十三卷中。)

《外台秘要·卷十二·积聚心腹胀满方一首》

【按】积聚阻塞中焦，气机升降失常，故见心腹胀满。少食多厌、绕脐痛、按之排手、寒中有水上气等，提示中焦气机不畅，寒饮内停，上逆作呕，以温阳散寒、行气散结、化痰逐水为主。

治疗乌头丸中乌头、干姜、附子温阳散寒；皂荚、茯苓、蜀椒化痰逐水；菖蒲、桂心、柴胡、厚朴行气散结；人参、黄连调和气血，防止攻伐太过。

【注】

[6]元嘉(424—453年)是南朝宋皇帝宋文帝刘义隆的年号，共计29年余。由于宋文帝的儿子刘劭弑父自立改元太初，通常的帝系表将其后继位改元孝建的宋孝武帝当作继承者。

◎ 案五

丹溪云：一人年六十，素好酒，八月间，因暑热中得疾，两足冷遏，膝上脘有块如掌，牵引胁痛，不可眠卧，饮食减半，却不渴。诊之六脉俱沉涩而小，按之不为弱，皆数而右为甚，大便如常，小便赤色，遂用大承气汤减大黄之半而熟炒，加黄连、芍药、川芎、干葛、甘草作汤，下瓜蒌仁、半夏、黄连、贝母，凡至十二贴，足冷退至胫，块减半，遂止药至半月，饮食复旧，诸证悉除。

《济阳纲目·卷四十一·积聚癖块·治暴积方》

【按】暑热中得疾，加之素好酒，湿热内蕴，阻滞气机，形成暴积。湿热郁遏，阳气不达四末，则两足冷遏。气滞血瘀，痰浊凝结于胁下，故胁有块如掌。通腑行气祛湿。使用大承气汤加减，减去部分大黄以防攻伐太过，加入黄连、芍药、川芎、干葛、甘草等清热祛湿、活血化瘀、行气止痛之药，并辅以瓜蒌仁、半夏、贝母化痰散结。

◎ 案六

柳宗元纂《救死方》：元和十二年二月得脚气[7]，夜半痞绝，胁有块，大如石，且死，因大寒不知人三日，家人号哭，荥阳[8]郑询美传杉木汤，服半食顷，大下三次，气通块散。

杉木节一大升　橘叶一大升(无叶以皮代之)　大腹槟榔(七个)

上合一处捣碎，用童便三大升，共煮取一升半，入二服，若一服得快利，停后服，杉木汤。

《济阳纲目·卷四十一·积聚癖块·治暴积方》

【按】“夜半痞绝，胁有块，大如石”，说明病情危急，有寒湿凝结成块之象。杉木汤中杉木节、橘叶、大腹槟榔均有行气利水、消肿散结的作用，童便为引，增强药效，使水湿之邪从下而出，气通块散。

【注】

[7]脚气：疲劳软弱，小腿沉重，肌肉疼痛萎缩，手足痉挛，头痛，失眠，下肢水肿，因寒湿或湿热下注，导致的气血运行不畅，筋脉失养的疾病，即“脚弱”。

[8]荥阳，河南省辖县级市。

◈ 案七

杨驸马患风气冲心，饮食吐逆，遍身枯瘦，日服五丸，至二十日，泻出肉块如蛤蟆五六枚，白脓二升，愈。

《济阳纲目·卷四十一·积聚癖块·治暴积方》

【按】由于风邪的影响，脾胃升降功能失常，引起饮食吐逆；同时，气血不畅可能导致气血津液不得上荣，出现遍身枯瘦。

◈ 案八

赵侍郎先食后吐，目无所见，耳无所闻，服五十丸，泻出青蛇五六条，四寸许，恶脓三升，愈。

《济阳纲目·卷四十一·积聚癖块·治暴积方》

【按】脾胃为后天之本，气血生化之源。脾胃功能受损，则气血生化无源，不能滋养全身，导致目无所见、耳无所闻等症状。泻出青蛇状物和恶脓，可能是体内积聚的痰湿、瘀血等病理产物的排出。治疗重点在于恢复脾胃功能，清除体内病理产物。

◈ 案九

王氏患大风病[9]，眉堕落，掌内生疮，服之半月，泻出癞虫二升，如马尾，长寸许，后愈。

《济阳纲目·卷四十一·积聚癖块·治暴积方》

【按】风邪侵袭皮肤，导致气血运行不畅，出现眉毛脱落、生疮等症状。泻出癞虫状物质。

【注】

[9]大风病：麻风病。

◈ 案十

李灵患肥气病，日服五丸，经一年泻出肉鳖二枚，愈。茹黄门卒中风，病发时服药，泄出恶脓四升，赤黄水一升，一肉虫如乱发愈。

《济阳纲目·卷四十一·积聚癖块·治暴积方》

【按】肝气郁结，气血瘀滞于肝，形成似覆杯突出的肿块，状如肉肥盛。中风后，气血瘀滞于脑及经络，形成恶脓、赤黄水、肉虫等病理产物。治疗时通过药物，使这些病理产物得以排出，恢复气血正常运行和经络通畅。

◈ 案十一

李知府[10]妻梅氏带下病七年，血崩不止，骨痿[11]着床，日服五丸至十丸，十五丸，取下脓血五升，黄水一升，肉块如鸡子状，俞。此药治一切万病如神，惟初有孕者不宜服。

万病紫菀丸

紫菀一两(去苗土)　吴茱萸一两(汤洗七次，焙干)　菖蒲一两

柴胡一两(去须)　厚朴一两(姜制)　桔梗(去芦)

茯苓(去皮)　皂荚五钱(去皮子，炙)　桂枝五钱

干姜五钱(炮)　黄连五钱(去须)　蜀椒五钱(去目及闭口微炒出汗)

巴豆五钱(去皮膜油炒)　人参五钱(去芦)

川乌三钱(炮去皮脐)　羌活一两　独活一两　防风一两

《济阳纲目·卷四十一·积聚癖块·治久积方》

【按】长期带下病导致血崩不止，气血大量流失，肾精亏损，骨失所养，形成骨痿。治疗时通过药物，取下脓血、黄水、肉块等病理产物，同时补益温阳、益肾填精，以恢复气血的生成和骨骼的滋养。紫菀、吴茱萸、菖蒲等药物具有温阳化湿、行气活血的作用；柴胡、厚朴、桔梗等药物则能疏肝理气、调和脾胃；茯苓、桂枝、干姜等药物则能温阳利水、温中散寒；黄连、蜀椒、巴豆等药物则能燥湿杀虫、解毒排脓；人参、川乌等药物则能补益元气、温阳散寒。

【注】

[10]知府，中国古代官名。宋代委派朝臣为升府之处长官，称“知

（主持）某府事”，简称“知府”。

[11]骨痿：属痿证之一，症见腰背酸软，难于直立，下肢痿弱无力，面色暗黑，牙齿干枯等症状。

◎ 案十二

《史记》曰：临淄[12]女子薄吾，病甚，众医以为寒热，为当死。臣意诊其脉曰：蛲瘕[13]为病，腹大，上肤黄粗，循之戚戚然。臣意饮以芫花一撮，即出蛲可数升，病已三十日如故，蛲得以之于寒湿。寒湿气郁笃不发，化为虫，所以知薄吾病者，切其脉，循其尺，索刺粗而毛焦拳发，是虫气也。其色泽者，中脏无邪气及重病。

《济阳纲目·卷四十一·积聚癖块·治诸虫瘕方》

【按】虫邪积聚于腹，导致腹大、上肤黄粗、肌肤戚戚然。寒湿之气郁积不化，化为虫邪。

【注】

[12]临淄：隶属山东省淄博市；

[13]蛲瘕：由人体寄生虫引起的腹中结块的病。

◎ 案十三

北齐褚澄[14]善医术，建[15]中，为吴郡太守，民有李道念者，以公事自郡，澄遥见谓曰：汝有奇疾，道念曰：某得冷疾五年矣。澄诊其脉曰：非冷也，由多食鸡子所致。令取蒜一升，服之即吐物如升许，涎裹之动，挟涎出视，乃一鸡雏，翅距已且而能走。潜曰，未也，盍服其余。从之，凡吐十三枚，疾乃瘳。

《济阳纲目·卷四十一·积聚癖块·治诸虫瘕方》

【注】

[14]褚澄：字彦道，南朝齐国阳翟（今禹州）人。

[15]建元：是西汉第7位皇帝刘彻使用的第一个年号，使用时间为公元前140年—公元前135年。

◎ 案十四

发瘕，刘宋时，徐文伯[16]笃好医术。明帝宫人患腰痛牵心，发则气绝，众医以为肉瘕。文伯视之曰：此发瘕也，以油灌之，即吐物如发，引之长三尺，头已成蛇，又能摇悬柱上，水沥尽，惟余一发而已。遂愈。

《济阳纲目·卷四十一·积聚癖块·治诸虫瘕方》

【按】发瘕阻塞经络，导致气血运行不畅，出现腰痛牵心。发作时，气血逆乱，甚至可能出现气绝的危重情况。

【注】

[16]徐文伯是南北朝时著名的医家，父为名医，他少承家传，精心钻研，医术日渐精湛，曾撰有《徐文伯药方》及《徐文伯疗妇人瘕》等专著，被南朝宋明帝称为当时天下第一名医。

◎ 案十五

《唐书》：甄权弟[17]立言，善医，时有尼明律年六十余，患心腹膨胀，身体羸瘦，已经二年。立言诊其脉曰：腹内有虫，当是误食发为之耳。因令服雄黄，须臾吐一蛇，如人手小指，唯无眼，烧之独有发气，其疾乃愈。

《济阳纲目·卷四十一·积聚癖块·治诸虫瘕方》

【按】头发在腹内与气血、痰湿等病理产物结合，阻塞经络，导致气血运行不畅，心腹膨胀，身体羸瘦。

【注】

[17]甄权弟，通医术。武德时官太常丞。撰《本草音义》七卷、《古今录验方》五十卷。

◎ 案十六

蛇瘕，隋有患者，尝饥而吞食，下至胸便即吐出。医作噎疾、膈气、翻胃三疾，治之无验。有老医任度视之曰，非此三疾，盖因食蛇肉不消而致斯，但揣心腹上有蛇形是也。病者曰：素有大风，当求蛇肉食，风稍愈，行患此疾。遂以芒硝大黄(一作雄黄)合而治之，微泄利则愈。

《济阳纲目·卷四十一·积聚癖块·治诸虫瘕方》

【按】泻下消积。

◎ 案十七

鳖瘕，宋有温革[18]郎中者，自少壮健无疾，孰不信医，见方书有云；食鳖不可食苋者，故并啖之，自此苦腹痛，每作时，几不知人，始疑鳖苋所致，而未审也。复以二物，令小苍头并食之，遂得疾与革类，而委顿尤剧，未几遂死。舁其尸，置马厩未敛也。忽小鳖无数，自上下窍涌出，散走厩中，惟遇马溺，化为水，革闻自视之，掊聚众鳖以马溺灌之，皆化为水。革乃自饮马溺，其疾亦愈。巢元方亦谓：有患鳖瘕者，死其主破其腹，得一白鳖，鳖乃活，有乘白马来看者，白马遂尿，灌之，随化为水。

《济阳纲目·卷四十一·积聚癖块·治诸虫瘕方》

【按】蛇肉在胃内未能腐熟，与痰湿相合，形成类似蛇形的积聚。积聚压迫心腹，导致噎疾、膈气、翻胃等症。芒硝、大黄(或雄黄)等泻下药，微泄利。

【注】

[18]温革(1006—1076 年)，字廷斌，江西石城县岩岭人。北宋教育家、藏书家。宋仁宗恩赐"进士"，为当时著名大儒。

◎ 案十八

米瘕，乾德中，江浙间有慎道恭者，肌瘦如痨，唯好食米，阙[19]之，则口中清水出，情似忧思，食米顿便如常，众医不辨。后遇蜀僧道广处方以鸡屎及白米各半合，合共炒为末，以水一中盏，调顿服。良久，病者吐出如米形，遂瘥。病源谓米瘕是也。

《济阳纲目·卷四十一·积聚癖块·治诸虫瘕方》

【按】鳖和苋菜在体内结合，形成鳖形的积聚(鳖瘕)，阻塞经络，导致腹痛难忍，甚至影响神志。在温革郎中的案例中，通过马尿(具有化解异物的特性)灌洗积聚物，使其化为水，从而消除病因。

【注】

[19]阙：缺陷。

◎ 案十九

方提领，年五十六，冬因饮酒后受怒气，于左胁下与脐平作痛，自此以后渐成小块，或起或不起，起则痛，痛止则伏，面黄口干无力食少，吃此物，便嗳此味，转恶风寒，脉之左大于右，弦涩而长，大率左其，重取则全弦。此得热散太多，以致胃气大伤，阴血下衰，且与和胃汤，以补胃气，滋养阴血，并下保和丸，助其化粕，伺胃实阴稍充，却用消块。

人参三钱　白术一钱半　陈皮一钱　芍药五分

干葛三分　归身五分　红花豆大　甘草二钱(炙)

上作一帖，下保和丸二十五丸，龙荟丸十五丸，丹溪和胃汤。

《济阳纲目·卷四十一·积聚癖块·治积补攻法》

【按】肝气郁结于左胁下，与气血、痰湿结合，形成积聚。胃气受损，阴血下衰，表现为面黄、口干、无力、食少等症状。左脉大于右，弦涩而长，重取则全弦，提示肝气郁结、胃气不足、阴血亏虚的病理状态。先以和胃汤(人参、白术、陈皮、芍药、干葛、归身、红花、炙甘草)补益胃气、滋养阴血，同时下保和丸助其化粕(即帮助消化、排泄糟粕)，待胃气充实、阴血稍充后，再用消块之法。

◎ 案二十

丹溪方治一丈夫肚左边带胁上有块，先吃匾食[20]牛乳者，成气痛，又因酒肉，块大如桃，食减三分之一。

滑石半两　白术四钱　陈皮三钱　三棱三钱

萝卜子一钱　连翘一钱　黄连一钱　干葛二钱半

桃仁(二十个)　黄芩一钱　甘草一钱半(炙)

上分四帖，水煎服。

《济阳纲目·卷四十一·积聚癖块·治积补攻法》

【按】饮食不节损伤脾胃，导致气机不畅，痰湿内生，与气血相搏结，形成积聚。脾胃受损，运化失职，表现为食减三分之一等症状。直接采用攻补兼施的方法，通过滑石、白术、陈皮、三棱、萝卜子、连翘、黄连、干葛、桃仁、黄芩、炙甘草等药物组合，既行气活血、消积化滞(如三棱、桃仁、萝卜子)，又健脾和胃、清热燥湿(如白术、陈皮、黄连、黄芩)，同时兼顾补益脾胃(如白术、炙甘草)。

【注】

[20]匾食：biǎn shi，北平方言。指馄饨、水饺、锅贴之类的面食。

黄胖案

病名，见《医学纲目·卷十六》。又名食劳疳黄ʆ、黄肿、脱力黄等。表现为全身皮肤萎黄、浮肿、倦怠无力，也可有恶心、呕吐黄水、毛发直立、异食生米等症。多见于钩虫病ʆ、贫血、慢性肾炎等疾病。

◇ 案一

金丹

治男妇患食劳，气劳，遍身黄肿，欲变成水及久患痃癖[1]，小肠膀胱面目忽黄。

胆矾（三钱） 黄蜡（二两） 大枣（五十枚）

上以砂锅或银石器内，用好醋三升，先下矾枣，慢火熬半日，取出枣，去皮核，次下蜡，再慢火熬一二时，如膏好，入蜡茶二两同和丸，如桐子大，每服二三十丸，茶酒任下。如久患肠风痔漏，陈米饮下，日三服，一日见效。宗室赵彦材，下血面如蜡，不进食，盖病酒也。授此方服之，终剂血止，面鲜润，食亦倍常。新安一士人亦如是，与三百粒作一服，立愈。

《济阳纲目·卷三十四·五疸·治黄胖》

【按】脾胃虚弱，运化失职，水谷精微不能化生为气血，反而化生为湿浊，湿浊内停，阻遏气机，导致全身皮肤萎黄、浮肿、倦怠无力等症状。脾胃虚弱，气血生化无源，加之钩虫寄生导致失血，进一步加重气血不足，表现为面色萎黄、毛发直立、异食生米等症状。

【注】

[1]痃癖，是指脐腹偏侧或胁肋部时有筋脉攻撑急痛的症状。

◇ 案二

一妇年三十，面黄，脚酸弱，口苦喜茶，月经不匀，且多倦怠。

黄芪三分 白术一分 黄柏二分（炒） 秦艽二分

甘草三分　木通五分　陈皮五分　芍药一钱

人参一钱　当归一钱

上作一服，水煎服，丹溪方。

《济阳纲目·卷三十四·五疸·治黄胖》

【按】气血亏虚表现为面色萎黄、倦怠无力；湿热内蕴则见口苦喜茶、月经不匀。治疗需补气健脾以治本，行气祛湿以治标。

◇ 案三

又方一妇，年六十，面黄倦甚，足酸口苦，脉散而大，此湿伤气也

白术五钱　陈皮四钱　苍术一钱　木通一钱

黄芩一钱　砂仁二钱　人参二钱　川芎二钱

黄柏一钱(炒)　甘草五分(炙)

上分六帖，水煎，食前服。

《济阳纲目·卷三十四·五疸·治黄胖》

【按】湿邪困脾，导致脾失健运，气血生化无源，表现为面黄倦甚、足酸口苦、脉散而大。治疗需燥湿健脾，恢复脾之运化，同时辅以行气之品祛湿。

◇ 案四

又方一人痞后面黄，脚酸弱，倦怠，食饱气急，头旋。

黄芪二分　苍术一钱　白术一钱半　木通二钱

甘草二分(炙)　黄柏三分(炒)　厚朴(制，一分)

陈皮(一钱)

上作一服，水煎服。

《济阳纲目·卷三十四·五疸·治黄胖》

【按】脾胃虚弱，运化无力，湿邪内生，表现为面黄、脚酸弱、倦怠；食饱气急、头旋则提示气虚不能升清。治疗需益气健脾，行气祛湿，兼顾升清降浊。

◇ 案五

又方一人面黄，脚酸无力，食不化，脉虚而少弦，口苦肚胀，宜补之。

苍术五分　木通三分　白术一钱半　当归五分

芍药五分　陈皮五分　川芎五分　甘草二分(炙)

人参三分

上作一服，水煎，下保和丸四十九。

以上诸方，俱系除湿补气之剂，虚人痞黄，宜选用之。

《济阳纲目·卷三十四·五疸·治黄胖》

【按】脾胃虚弱，气血生化无源，加之湿邪内阻，表现为面黄、脚酸无力、食不化；脉虚而少弦则提示气血两虚，兼有肝气不舒；口苦肚胀为湿热内蕴之象。治疗需健脾益气，补血养血，同时佐以燥湿行气、疏肝解郁之品。

黄疸

黄疸是以目黄、身黄、小便黄为主症的一种病证，其中目睛黄染为本病的最重要特征。

◎ 案一

仲景《伤寒论》诸黄，猪膏[1]发煎主之方。

猪膏八两　乱发大如鸡子一枚。

右二味，纳发膏中煎之，发消尽，研，绞去膏细滓。分二服。病从小便去也。《肘后备急》、文仲、《千金》《古今录验》、深师、范汪同。云太医校尉史脱家婢再病，胃中干粪下便瘥。神验。

《外台秘要·卷四》

【按】湿热或燥结内阻，导致胆汁排泄不畅，溢于肌肤，形成黄疸。猪膏发煎通过猪脂膏的滋液润燥、清热解毒作用，以及乱发的化瘀通结。

【注】

[1]猪脂膏：中药名。为猪科猪属动物的脂肪油。滋液润燥，清热解毒。

◎ 案二

《必效》：疗一切黄，蒋九处得。其父远使得黄，服此极效。茵陈汤及丸方。

茵陈四两　大黄三两　黄芩三两　栀子三两(擘)

上四味，切，以水五升，煮取三升，分为三服，空肚服之。不然，下筛，蜜和为丸，饮服二十丸，稍稍加至二十五丸，日二三，量病与之。重者作汤，胜服丸，日一服。忌羊肉、酒面、热物等。以瘥为限。小便黄色及身黄者并主之。

《外台秘要·卷四·诸黄方一十三首》

【按】湿热之邪侵袭人体，蕴结于脾胃肝胆，导致脾胃运化失职，肝胆疏泄失常，胆汁不循常道，外溢肌肤，发为黄疸。茵陈汤通过茵陈的清热利湿退黄作用，配伍大黄、黄芩、栀子等清热泻火、燥湿解毒之品，共同清除体内湿热之邪。

◎ 案三

仲景云：一妇人，年六十岁，病振寒转栗，足太阳寒水也。呵欠喷嚏，足少阳胆也。口中津液，足阳明不足也。心下急痛而疸，手少阴受寒，足少阴血滞也。身热，又欲近火，热在皮肤，寒在骨髓也。脐下恶寒，丹田有寒，浑身黄，及睛黄，皆寒湿也。余证验之，知其为寒；溺黄赤而黑，又频数者，寒湿胜也。病来身重如山，便着床枕者，阴湿胜也。其脉右手关、尺、命门弦细，按之洪而弦，弦急为寒，加之细者，北方寒水，杂以缓甚者，湿盛出黄色。脉洪大者，心火受制也。左手右按之至骨，举手来实者，壬癸肾旺也。六脉按之俱空虚者，下焦无阳也。用药法，先宜以轻剂去其寒湿，兼退其洪大之脉以理中，加茯苓汤投之。（按此证，虽小便黄赤，亦作寒治者，盖以余证及脉别之也）

人参　白术　甘草　干姜　茯苓

上水煎熟，以冰冷与之。此热因寒用，以假寒对足太阳之假热，以干姜辛热泻膀胱之真寒。故曰真对真，假对假。若不愈，当术附汤与之。

《济阳纲目·卷三十四·五疸·治阴黄方》

【按】寒湿之邪侵袭人体，首伤太阳膀胱经，进而累及少阳胆经和阳明胃经。寒湿内盛，阳气被遏，气血运行受阻，胆汁排泄不畅，溢于肌肤，形成黄疸。同时，寒湿之邪还导致脾胃运化失职，水湿内停，进一步加重黄疸症状。仲景提出的治疗原则是先以轻剂去其寒湿，兼退其洪大之脉，用理中加茯苓汤等方剂温阳散寒、健脾化湿。若病情较重，则可用术附汤等方剂加强温阳散寒之力。

◎ 案四

《必效》疗一切黄，蒋九处得，其父远使得黄，服此极效。茵陈汤及丸方。

茵陈（四两）　大黄（三两）　黄芩（三两）　栀子（三两）

上四味，切，以水五升，煮取三升，分为三服，空肚服之。不然，捣筛，蜜和为丸。饮服二十丸，稍稍加至二十五丸，量病与之，重者作汤，胜服丸，日一服。忌羊肉、酒、面、热物等，以瘥为限。小便黄色及身黄者并主之。

《必效方·诸黄篇》

【按】湿热之邪侵袭人体，蕴结于脾胃肝胆，导致脾胃运化失职，肝胆疏泄失常，胆汁不循常道，外溢肌肤，形成黄疸。茵陈汤中的茵陈、大黄、黄芩、栀子等药物，具有清热利湿、泻火解毒的作用，能够清除体内湿热之邪，恢复脾胃肝胆的正常功能，从而治疗黄疸。

癥瘕案

◎ 案一

齐中尉潘满如病少腹痛，臣意诊其脉，曰：遗积瘕也。臣意即谓齐太仆臣饶、内史臣繇曰：中尉不复自止于内，则三十日死。后二十余日，溲血死。病得之酒且内。所以知潘满如病者，臣意切其脉深小弱，其卒然合，合也，是脾气也。右脉口气至紧小，见瘕气也。以次相乘，故三十日死。三阴俱搏者如法，不俱搏者，决在急期；一搏一代者，近也。故其三阴搏，溲血如前止。

《名医类案卷之五·癥瘕》

【按】湿热之邪与瘀血互结于内，形成瘕病。湿热瘀血阻滞气机，导致小腹疼痛，瘀血逐渐增多，最终导致溲血而死。

◎ 案二

临淄女子薄吾病甚，众医皆以为寒热笃，当死，不治。臣意诊其脉，曰：蛲瘕。蛲瘕为病，腹大，上肤黄粗，循之戚戚然。臣意饮以芫花一撮，即出蛲可数升，病已，三十日如故。病蛲得之于寒湿，寒湿气宛笃不发，化为虫。臣意所以知薄吾病者，切其脉，循其尺，其尺索刺粗，而毛美奉发，是虫气也。其色泽者，中脏无邪气及重病。《史记》。

《名医类案卷之五·癥瘕》

【按】寒湿之邪侵袭人体，久而不发，化为虫(蛲虫)。虫居于体内，导致腹大、上肤黄粗等症状。医者通过脉象和尺部皮肤的变化，诊断出患者体内有虫气。随后用芫花治疗，使虫排出体外，病愈。

◎ 案三

陈良甫尝治一妇人，血气刺痛，极不可忍，甚则欲死，一二日方省，医巫并治，数年不愈，仆以葱白散、乌鸡丸遂安。

陈良甫治一妇人，血气作楚，如一小盘样，走注刺痛，要一人扶定方少止，亦用此二药而愈。寻常小小血气，用此二药亦有奇效(《济阴纲目》)。

《续名医类案卷之十三·癥瘕》

【按】妇人因血气不和，导致瘀血内阻于经络，引起刺痛。刺痛剧烈难忍，医者使用葱白散和乌鸡丸治疗，通过活血化瘀、调和气血的作用，使瘀血消散，气血畅通。对于寻常的小小血气不和，这两种药物也有很好的疗效。

◈ 案四

昔曾有人共奴俱患鳖瘕，奴在前死，遂破其腹，得一白鳖，仍故活。有人乘白马来看此鳖，白马遂尿，随落鳖上，即缩头及脚，寻以马尿灌之，即化为水。其主曰：吾将瘥矣。即服之，果如其言，得瘥。

《诸病源候论·卷之十九》

【按】寄生虫(白鳖)寄生在人体内，导致气血运行受阻，形成鳖瘕。当寄生虫被白马尿刺激后，使得其化为水，中医"以毒攻毒"或"异类相制"治疗。

疟疾案

疟疾是感受疟邪后，以寒战、壮热、头痛、汗出、休作有时为临床特征，并有传染性，且主要由按蚊传播的一类疾病。

◎ 案一

虞氏曰：予壮年过杭，同舟有二男子，皆年逾四十五，各得痎疟[1]三年矣，俱发于寅申巳亥日，一人昼发于巳而退于申，一人夜发于亥而退于寅。予曰：俱到杭可买药，俱与痊可。昼发者，乃阴中之阳病，宜补气解表，与小柴胡汤倍柴胡、人参，加白术、川芎、葛根、陈皮、青皮、苍术；夜发者，乃阴中之阴病，宜补血疏肝，用小柴胡合四物汤，加青皮。各与十帖，令加姜、枣煎，于未发前二时服，每日一帖，至八帖，同日得大汗而愈，永不再举。

《济阳纲目・卷二十三・疟疾・论疟疾治法》

【按】虞氏的治疗，根据患者的发病时间和症状表现，将疟疾分为昼发和夜发两种类型，并分别采用补气解表和补血疏肝的方法进行治疗。昼发者属阴中之阳病，治疗时以小柴胡汤为基础方，倍用柴胡以解表邪，加人参、白术等以补气扶正；夜发者属阴中之阴病，治疗时则以小柴胡汤合四物汤为主，以补血疏肝为主。

【注】

[1]痎疟：意思是疟疾的通称。亦指经年不愈的老疟。

◎ 案二

郭氏《医方集略》云：一泉兄曾携余读书韩王山[2]，寺有一僧病疟，呻吟久之。兄曰：吾医汝，即愈。令僧开襟仰卧，兄左手执朱砂笔，直画肚上曰：子璋髑髅血模糊，手提掷还崔大夫。复画二纸，一焚灶前，一焚之天地下。越二日，僧叩首曰：吾即日愈矣。兄亦不知所以，噫！僧其病鬼疟者耶。人谓杜诗能祛疟，其此之谓乎。

《济阳纲目・卷二十三・疟疾・治鬼疟方》

【注】

[2]韩王山：位于河北涉县城东5公里外，主峰海拔1200米，因汉将韩信曾屯兵于此而得名。

◈ 案三

洞虚子[3]云：至元十五年，阿术都元帅南征之时，因患疟疾，百法不效，至于维扬，召官医诊之。余亲识石其姓者，忽为有司驱至帐前，但见虎符已下，官员露刀守卫元帅卧榻，石公自谓必死。既而传命曰：元帅久患疟疾，只今便要安可。石公尤畏之极，信手撮成一剂，服之即效，大有赏赉。驱疟汤治一切久新疟疾，一剂截住，神效。

常山　草果（煨）　知母　贝母（去心，各等份）

上锉，每服四钱，虚弱老人小儿只须三钱，酒一盏略煎八分，不可过熟，熟则不效。明后发日天去渣热服。渣以酒浸，至将发前再煎，热服，奇效如神，不能备述。一方用雌雄槟榔，无草果，名不二饮。一方用槟榔，无贝母，煎法俱同。

【注】

[3]洞虚子：隐君名，字均章、君璋，号中阳，又号逸人、洞虚子，今江苏常熟人。

《济阳纲目·卷二十三·疟疾·截诸疟方》

◈ 案四

后数年，其药仆从余游宦南荒，彼中官吏将校例苦疟，因获此方，随用即效，遂大行于世。复会维扬[4]石公，再请订正，石公曰：尚欠陈皮一味。余从而用之，则鲜效矣。后悟其相戏，但依前法四味为的，至今四十年矣。尝有妇人每日午后发热，众医百计循经用药，日久愈重。余道此四味令服，医士莫肯听从。余曰：此纯热疟疾，平日治之如探囊取物耳。勉其服之，即瘥。但人恶其酒气。余家亲戚老幼才有疟疾，俱能服之，元无恶味。余因用酒先煮过常山晒干，入药只用水煎服，亦妙。不可例谓常山为吐药而不用，万万无一人曾吐者。盖疟者，痰疾也。常山专能治痰，有微吐者，乃痰药相敌而然。亦有自然吐者，世俗命曰醉疟，岂常山之使然乎。

《济阳纲目·卷二十三·疟疾·截诸疟方》

【注】

［4］维扬：扬州的别称。

◈ 案五

娄氏曰：予尝治翁氏久疟，食少汗多，先补剂加黄连、枳实月余，食反不进，汗亦不止。因悟谦甫此言，遂减去枳、连，纯用补剂，又令粥多于药而食进，又于原方内加附子三分半，一服而愈。

《济阳纲目·卷十二·脾胃》

【按】脾胃虚弱导致消化吸收功能下降，气血生成不足，正气更加虚弱。脾胃虚弱，运化失职，导致水湿内生，痰湿内阻。“先补剂加黄连、枳实月余，食反不进，汗亦不止”，因治疗不当导致阴阳失调所致。黄连、枳实等药物性味苦寒，易伤脾胃阳气，使得原本就虚弱的正气更加受损。

臌胀

鼓胀，指肝病日久，肝脾肾功能失调，气滞、血瘀、水停于腹中所导致的以腹胀大如鼓，皮色苍黄，脉络暴露为主要临床表现的一种病证。本病在古医籍中又称单腹蛊、臌、蜘蛛蛊等。

◈ 案一

扁鹊玉壶丸，治命门火衰，阳气暴绝，寒水臌胀，殊有神功。凡硫黄八两，配真麻油八两，以硫打碎，入冷油内，炖炉上，炭宜微勿烈，以桑条徐调。候硫溶尽，即倾入大水内，急搀去上面油水，其色如金。取缸底净硫，见若干两仍配麻油[1]若干两，照前溶倾，其色如绛。第五转，用肥皂四两，水中同煮六时。第六转，用牙皂四两，水中同煮六时，投净制硫之油，搀去其水，其色如硫火之紫。第七转，用炉中炭灰淋碱水制六时。第八转，用水豆腐制六时，拔净皂碱之性。第九转，用田字草，（出水荒稻田中，叶如田字，八月九月采捣汁和水煮六时，临用研如飞面。凡净硫一两，配炒糯米粉二两，或水法或湿捣为丸。每服以三分为准，渐加至一钱，开水送下。

《续名医类案·卷十三·肿胀》

【按】由于肾阳不足，不能温化水液，导致水液停于体内，形成臌胀（即水肿、腹水等症状）。同时，由于阳气不足，寒邪内生，形成寒水臌胀。

【注】

[1]麻油：医用，内服润肠润肺，以黑麻油为上。

◈ 案二

《千金翼》：疗水气肿鼓胀，小便不利，山琏治韦司业得差，司业侄云表所送，云数用神验。莨菪丸方。

莨菪[2]子一升　羚羊肺（一具，青羊亦佳，汤微煠[3]肺，即薄切之，

曝干捣作末）

上二味，以三年大酢[4]，渍莨菪一伏时出之，熬令变色，熟捣如泥，和肺末蜜和捣作丸，食后一食久，服如梧子大四丸，麦门冬饮服之，喉中干，口黏、妄语为候，数日小便大利即瘥。

《外台秘要·卷二十·水气肿鼓胀方三首》

【按】小便不利：由于水液代谢障碍，尿液排泄不畅，脾肾功能失调：脾主运化水湿，肾主水。当脾肾功能失调时，水液代谢失常，导致水湿停聚于体内。

【注】

[2]莨菪：天仙子，性味苦、温，有大毒，镇痛解痉。

[3]煠：yè，烧；

[4]酢 cù：醋。

◈ 案三

《古今录验》：疗大水肿[5]，腹如鼓，坚如石方。（出胡洽）

葶苈一升（熬） 椒目一升 芒硝六两 水银十二两，上四味，以水煮炼水银，三日三夜，数益水，要当令黄白[6]以合，捣药六万杵，自令相和如梧子，先食服一丸，日三，日增一丸，至十丸，不知更从一丸始，病当从小便利，当饮好牛羊肉羹，昼夜五饮，当令补养，禁猪肉、生鱼、菜，勿忘饮浆水，渴饮羹汁少少。（善郗夫人常服。释僧深所撰方云，炼水银一日一夜亦是也。水银用十两，芒硝用七两，如小豆先食服二丸。文仲、陶氏、《集验》、范汪同。出第十一卷中。）

《外台秘要·卷二十·水气肿鼓胀方三首》

【注】

[5]大水肿：指全身性水肿，病情较为严重。

[6]黄白：意思是淡黄色；黄金白银；炼丹化金银的法术；黄色和白色；金印和银印。

瘿病

瘿病是以颈前喉结两旁结块肿大为主要特征的一类疾病。

◎ 案一

又疗瘿，司农[1]扬丞服效。第一方。

昆布六分(洗)　海藻七分　松萝四分　干姜四分

桂心四分　通草五分

上六味，捣筛，蜜丸如梧子，一服吞七丸，即住在颈下瘿处，欲至食时，即先饮少酒。下却丸子，然进食。禁酢、蒜、盐、酪、臭肉、仓米等。若瘿大者，加药令多，取瘥。

《外台秘要·卷二十三·瘿病方一十八首》

【按】昆布、海藻等具有化痰散结的功效，干姜、桂心等则能温阳散寒，通草则有助于利水通淋，促痰湿排出。

【注】

[1]司农：司农是上古时代负责教民稼穑的农官，而在汉朝司农是九卿之一，掌钱百谷之事，又称大司农。相当于今天的财政部长。另外，大司农是汉朝廷管理国家财政的官职。

◎ 案二

必效疗诸方。

先以泔[2]清温洗，以绵拭之，取葵叶微火暖贴之，引脓，不过三二百叶，脓尽出即肉生，王丞频用大奇效。

《必效方·诸瘿篇·第五卷中》

【按】治疗疟疾时，对于昼发者，属阴中之阳病，应补气解表；对于夜发者，属阴中之阴病，应补血疏肝。小柴胡汤倍柴胡、人参等用于补气解表，小柴胡合四物汤等则用于补血疏肝。

【注】

[2]泔：gān，洗过米或洗碗洗菜用过的水。

水肿案

水肿是以头面、眼睑、四肢、腹背甚至全身浮肿为特征的一类病证，严重者还可伴有腹水等。

◎ 案一

有人患气虚损久不瘥，遂成水肿，如此者众，诸皮中浮水攻面目，身体从腰以上肿，皆以此汤发汗悉愈，方：

麻黄四两　甘草二两

右二味，㕮(fu)咀，以水五升煮麻黄，再沸去沫，纳甘草，取三升，分三服，取汗愈，慎风冷等。

《备急千金要方·卷二十一·水肿第四》

【按】气虚，水液代谢失常，导致水湿内停，形成水肿。水湿上泛，导致面部和眼睛肿胀，由于水湿停留在上半身，腰以上的部位肿胀明显。

◎ 案二

贞观九年，汉阳王[1]患水，医所不治，余处此方，日夜尿一二斗，五六日即瘥。瘥后有他犯，因而殂矣。计此即是神方。《崔氏》云蜜和为丸，蜜汤服。

《备急千金要方·卷二十一·水肿第四》

【注】

[1]汉阳王：张柬之(625年—706年)，字孟将，唐朝襄州襄阳人。唐朝名相。张柬之中进士后任清源丞。689年以贤良征试，擢为监察御史。后出任合州、蜀州刺史、荆州长史等职。狄仁杰向武则天举荐，武则天提升为洛州司马。后升任宰相。

◎ 案三

有人患水肿，腹大，四肢细，腹坚如石，小劳苦足胫肿，小饮食便气急，此终身疾，不可强治，徒服利下药，极而不瘥，宜服此药，将以微除风湿，利小便，消水谷，岁久服之，乃可得力耳，瘥后可长服之，方：

丹参五两　鬼箭羽五两　白术五两　独活五两　秦艽三两

猪苓三两　知母二两　海藻二两　茯苓二两　桂心二两

右十味，㕮咀，以酒三斗，浸五日，服五合，日三，任性量力渐加之。

《备急千金要方·卷二十一·水肿第四》

【按】水湿停聚于腹部，导致腹部膨胀，腹大四肢细，水湿停聚日久，形成坚实的肿块。稍劳累，足部和小腿就会肿胀，提示气血运行不畅，水湿积聚。

◈ 案四

甄主簿与康公处得效方，茯苓丸主水胀大。

茯苓一两　白术一两　椒目一两　葶苈子一两半熬

桂心三分　芒硝五分　泽泻五分　木防五分

甘遂三分　赤小豆半两　前胡半两　荛花①半(两熬，《千金》作芫花。)

右一十二味，捣筛为末，炼蜜和丸如梧子，蜜汤服五丸，日一，稍加，以知为度。

《千金翼方·卷十九·水肿第三》

【按】益气健脾，逐水祛湿。促进水湿的运化和排泄。

◈ 案五

疗祖承郎水肿通身，众医不能疗，得此汤一剂，一夜小便五六升，即瘥。疗水咳逆气，通身流肿，短气腹满，昼夜倚壁不得卧，喉中水鸡鸣，白前汤方。

白前六分　紫菀三两　半夏五合(又方四两，洗之三十遍)

生泽漆根七合(切量，一方三两)。

右四味，切。以水一斗，纳药刻志水度，复加水七升，微火煎令至刻，去滓。

次纳药七种：

白术二两　吴茱萸五合　桂心三两　人参一两

干姜一两　栝楼五合或六合

六物微火煮取三升半，分三服，小便当利，或当溏下勿怪，气即低，肿减。吕计方经传杨氏有验。忌羊肉、饧、桃李、雀肉、生葱。《范汪》同。一方有枣二十枚，擘。

《外台秘要·卷三十》

【按】益气祛湿，健脾逐水，同时宣肺止咳。增强脾肺功能，调理气机，促进水湿的运化和排泄。

◈ 案六

疗通身手足面目肿，食饮减少，此是三焦决漏，精液不通，水令却行者，鲤鱼汤方。

鲤鱼重五斤者　茯苓六两　泽漆五两(炙)　人参二两

泽泻五两　甘草二两(炙)　杏仁一两(去皮尖、两仁，碎)

右七味，切。以水二斗五升，煮鱼取一斗半汁，纳药煮取四升，未食服一升，日三。以小便利为度。年八十病大困，服此瘥。忌海藻、菘菜、酢物。

《外台秘要·卷二十》

【按】三焦功能失调，导致水液代谢障碍，水液不能正常流通。脾虚导致水湿内生，阻碍气机运行，进一步加重水肿。健脾，益气，利水。促进水液的代谢和排泄，同时调理三焦。

◈ 案七

疗气水，身肿胀满。张文仲：周太候正大将军平公于礼患气兼水，身面肿垂死，长寿公姚僧垣[2]处二方，应手即瘥，先服汤方，桑白皮赤小豆汤。

桑根白皮四两　橘皮三两　海藻三两(洗去咸)

茯苓四两　郁李仁四两(碎)　赤小豆一升。

右六味，切。以水八升，煮取二升半。分三服，甚效。姚大夫治燕公雍州[3]录事于志光送云：从来知不能服汤，事较急，勿不努力服之。服此汤若微觉为益，频服三两剂，勿不服。此药甚易，必无逆忤，如不能服，可服后丸。丸迟不应急耳。

《外台秘要·卷二十》

【按】桑白皮、橘皮、海藻、茯苓、郁李仁、赤小豆等药材配伍，旨在利水消肿、行气导滞。利水渗湿(茯苓、海藻)，行气宽中(橘皮)，泻下逐水(郁李仁)，共消水气、身肿胀满。

【注】

[2]姚僧垣：(499—583年)，字法卫(499—583年)，吴兴武康(今属浙江省湖州市)人。曾为佥州刺史伊娄穆、襄乐公贺兰隆、乐平公窦集、周武帝、周宣帝等医治疑难病症，皆得痊愈。

[3]雍州：是汉地九州之一，治所位于甘肃省武威市凉州区。

◇ 案八

崔氏：疗水气方。萧驸马时任太常寺卿[4]患水肿，见在名医悉疗不差，唯服此丸得平复。故记。

葶苈子(三两)

上一味，以物盛于甑[5]上，蒸令湿彻上，即捣万杵，自堪为丸，不须蜜和，如不得，以少蜜和之。一服五丸，渐加之七丸，以微利为度，得利即停，不可多服。令人不甚能食。若气发又服，得利气下定即停。此方疗水气无以加。

《外台秘要·卷二十·水气方六首》

【按】葶苈子一味药，通过蒸制后捣碎成丸服用。葶苈子泻肺平喘、利水消肿，此方特点在于单味药使用，且以微利为度，轻微泻下。

【注】

[4]太常寺卿：中国古代的一个官职名称，唐制，太常寺卿一人，正三品。朝廷举行大礼时由太常寺卿赞引。

[5]甑：古代蒸食器具。底部有许多小孔，放在鬲(lì)上蒸煮食物。现指蒸饭用的木制桶状物。盛物瓦器。

淋证案

淋证是指以小便频急，淋沥不尽，尿道涩痛，小腹拘急，或痛引腰腹为主要临床表现的一种病证。

◎ **案一**

治淋痛，一妇人患此十年，服之痊愈。

用川牛膝一两，水煎服。

《经验良方全集》

【按】使用川牛膝，其功效补肝肾、利尿通淋，通过补益肝肾和增强水液代谢来缓解症状。

◎ **案二**

治砂石淋，张氏小儿年十四岁，病约一年半矣，得之夏秋，发则小便大痛，至握其，跳跃旋转，号呼不已，小便数日不得下，下则成砂石，大便秘涩，肛门脱出一二寸，诸医不能治，求治于戴人。戴人曰：今日治，今日效，时日在辰巳间矣。以调胃承气仅一两，加牵牛头末二钱，汲河水煎之，令作三五度咽之，又服苦末丸如芥子许六十丸，日加晡，上涌下泄，一时齐出，有脓有血，涌泄既觉定，令饮新汲水一大盏，小便已利一二次矣。是夜凡饮新水二三十遍，病去九分，止哭一次，明日困卧如醉，自晨至暮，猛然起走，索食于母，歌笑自得，顿释所苦。继以太白散、八正散等调理一日，大瘥。恐暑天失所养，留五日而归。戴人曰：此下焦结也，不吐不下，则下焦何以开；不令饮水，则小便何以利。大抵源清则流清也。(苦末丸，未详考)

加味调胃承气汤

大黄五钱　甘草三钱　芒硝一钱　半牵牛二钱(头末)

上作一服，水煎，食前服。

《济阳纲目·卷九十一·淋·治石淋方》

【按】加味调胃承气汤，通过大黄、芒硝的泻下作用，以及牵牛的利尿作用，共同达清热利湿、通淋排石之效。同时，涌吐和缓下之法，助清除体内的湿热、瘀血。

◎ 案三

陕人高文病淋，一日，口噤[1]厥逆，见症奇，一日之淋而口噤厥逆耶？他医以为风。翁曰：误矣。此热客膀胱，故难溲耳。投以八正散，二服而溲大行，病且愈。所以知文之病者，诊其脉，尺沉而大，按之而坚，知病之在下也。膀胱者，津液之府，气化则能出。此盖由于热淋而更接内，故移热于膀胱而使溲难也。

《名医类案卷之九·淋闭》

◎ 案四

陕客亢仁轩，年壮色苍，体丰善啖[2]，患胞痹[3]十余年，泊吴求治。其脉软大而涩涩不调，不时蹲踞于地，以手揉其茎囊，则溲从谷道点滴而渗。必以热汤沃之，始得稍通，寐则有时而遗。其最苦者，中有结块如橘核，外裹红丝，内包黄水，杂于脂腻之中。此因恣饮不禁，酒湿乘虚袭入髓窍而为患。因令坚戒烟草、火酒、湿面、椒、蒜、糟、醋、鸡、豚、炙爆等味，与半夏、茯苓、猪苓、泽泻、萆薢、犀角、竹茹作汤，四剂不愈，则以不遵禁忌之故。乃令坚守勿犯，方与调治，仍用前药四剂，势减二三。次与肾沥汤加萆薢数服，水道遂通，溲亦不痛。但食不甘美，后以补中益气加车前、木通调之而安。（肥盛多湿，故先与清胃豁痰，而后理肾调脾。）

《续名医类案·卷二十·淋浊》

【按】使用半夏、茯苓、猪苓、泽泻、萆薢等清热利湿、化痰通络的药物，待病情缓解，使用肾沥汤加萆薢等进一步调理，以通利水道。最后，用补中益气汤加车前、木通等调脾。

【注】

[1]口噤：病症名。指牙关紧闭，口不能开的症状。

[2]啖：dàn，吃。

[3]胞痹：“胞”，指膀胱。“痹”，指气机阻塞不通。主要症状为小腹胀满，小便艰涩不利，小腹部有压痛。是由风寒湿之邪侵犯膀胱，影响膀胱气化失常所致。又名膀胱痹。

◎ 案五

治男妇血淋

用酒瓶头箬叶[4]三五年者妙。每用七个，烧存性，入麝香少许，陈米饮下，日三服，神效。一人患此，二服痊愈。

《经验良方全集》

【注】

[4]箬叶：箬 ruò，一种竹子，叶大而宽。

癃闭案

癃闭是以尿量减少，排尿困难，甚则小便闭塞不通为主要临床表现的一类病证。其中，小便不利，点滴而短少，病势较缓者为“癃”；小便闭塞，点滴不通，病势较急者为“闭”。癃和闭虽有区别，但都是指排尿困难，只有程度上的不同，因此多合称为癃闭。

◎ 案一

朱郁用此药疗郭虎将十五岁男用方，葵子通草汤，疗胞转[1]，小便不通。

葵子一升　通草二两　甘草二两(炙)　石韦一两半(去毛)

滑石四两　榆皮二斤

右六味，以水一斗，煮取三升，令服。

《外台秘要·卷二十七》

【按】葵子通草汤中的药物，葵子、通草、滑石等，均具有利尿通淋的作用，适用于各种病因导致的排尿困难。

【注】

[1]胞转，亦称“尿闭”。尿液癃闭，起卧之症，小便点滴而出，甚至闭塞不通。

◎ 案二

滑石乱发散[2]

又张苗说，士程妻有客，忍小便，不时起，胞转，大小便不得，四五日困笃欲死，无脉，服此瘥方。滑石二两，乱发三两(烧灰)。右二味，捣下筛。取生桃白皮一斤，熟舂·，以水合绞，得汁二升，以汁服散方寸匕，日三服，即愈。

《外台秘要·卷二十七》

【按】滑石和乱发(烧灰)具有利尿通淋、化瘀散结的作用，用于因气血瘀阻导致的严重排尿障碍。

【注】

[2]滑石乱发散：原方无汤头名，为便于检索，据方义补。

血证案

血证是以口鼻诸窍、前后二阴出血，或肌肤紫斑为主要临床特征的一类病证。血证根据出血部位的不同而有相应的名称：血从齿龈、舌、鼻、眼、耳、肌肤而出者分别称齿衄、舌衄、鼻衄、眼衄、耳衄、肌衄（或紫斑、葡萄疫），统称为衄血；血从肺或气管而来，随咳嗽从口而出者为咳血；血从胃或食管而来，从口中吐出者为吐血或呕血；血从肛门而下者为便血或圊血、清血；血从尿道出者为尿血或溲血、溺血；如口、鼻、眼、耳、皮肤出血和咳血、呕血、便血、尿血并现者为大衄。

◇ 痰中有血案

治肺痿痰嗽，痰中有红线，盗汗发热，热过即冷，饮食减少，以劫劳散。

白芍药六两　黄芪二两　甘草二两　人参二两

当归二两　半夏二两　白茯苓二两　熟地二两

砂仁二两（炒）　五味子二两　阿胶二两（炒）

上咀，每服三钱，加生姜三片，枣二枚，水煎，温服，无时，日三服。

陈日华云：有女及笄病甚危，一岁之间，百药无效，偶得此方，只一料除根。

《济阳纲目·卷六十一·咳血潄血咯血唾血·治咳嗽血方》

【按】盗汗发热、热过即冷、饮食减少等症状，反映了肺脏功能失调、气血阴阳失衡的病理状态。

◇ 咳血案

褚尚书方治咳血。人溺一物，饮之。

荫按：褚澄[1]，齐之圣医也。其遗书曰：咳血不易医，喉不容物，毫发必咳，血渗入喉，愈渗愈咳，愈咳愈渗。饮溲溺，则百不一死服寒凉，则百不一生。荫用此方治咳血，活者无算。

《济阳纲目·卷六十一·咳血潄血咯血唾血·治咳嗽血方》

【注】

[1]褚澄，字彦道，阳翟(今河南禹州)人。于南齐建元中为吴郡太守，后官至左中尚书。据《南齐书，褚澄传》载，褚澄医术高明。

◇ 便血案

治肠风[2]，寒湿结阴，泻血久不止，玉屑丸。

娄氏曰：顷年一妇人，下血盈盆，顿尔疲痿，诸药不效。予曰：此正肠风。服玉屑丸三服而愈。

槐根白皮三两(去粗皮)　苦楝根三两(去皮)　天南星半两

半夏半两生用　威灵仙一两　寒食面三两

椿根白皮四两(于九月后二月前取，晒干)

上为末，滴水丸如桐子大，每服三十丸，以水一盏煎沸，下丸子煮令浮，以匙抄起，温水送下，不嚼，空心食前服。

《济阳纲目·卷六十三·便血·治结阴下血方》

【注】

[2]肠风：为便血的一种，指因外感得之，血清而色鲜，多在粪前，自大肠气分而来的便血多实证，常用凉血泻热，息风宁血法。

◇ 吐血案

治一人因勉强饮酸酒得腹痛，次转泄泻，十余日，便后见血，治以泻热药不效，此结阴也。《内经》曰，邪至五脏则阴脉不和，阴脉不和则血留之，阴气内结，不得外行，而无所禀，渗入肠间，故便血也。平胃地榆汤[3]，以此汤主之。

苍术一钱　白术五分　陈皮五分　茯苓五分

厚朴五分　甘草三分(炙)　干姜三分　当归三分

炒曲三分　白芍药三分　益智仁三分　人参三分

地榆七钱　升麻一钱　黑附子一钱(炮)　葛根五分

上做一服，加生姜三片，枣二枚，水煎，食前温服。此药温中散寒，除湿和胃，数服病减，次服芳香之剂而愈。

《济阳纲目·卷六十三·便血·治结阴下血方》

【按】寒邪内结，阳气不伸，气血运行不畅，形成瘀血。瘀血阻滞肠道，损伤血络，导致血液随大便而下。平胃地榆汤温中散寒、除湿和胃、活血化瘀治疗结阴下血。

◈ 下利脓血案

一妇人饮啖过常，蓄毒在脏，大便与脓血杂下，日夜二三十度，大痛连肛门，痛不堪任。医者用止血痢药不效，又用肠风药则益甚。如此半年，气血渐弱，肌肉消瘦。服稍热药，则腹愈痛，血愈下。服稍凉药则泄注，气羸，食愈减。服温平药则病不知减，医术告穷，垂命待尽。或教以服此药三服，脓血皆定，不十服，其疾遂愈。治大肠风虚，饮酒过度，挟热下利脓血，大肠连肛门痛不可忍，多日不瘥，以人参樗皮散。

人参三钱　樗白皮三钱

上为末，空心温酒或米饮调下。忌一切油腻湿面等毒物。

《济阳纲目·卷六十三·便血·治内虚下血方》

【按】风邪侵袭大肠，导致大肠功能失调，正气不足，即所谓“风虚”。长期大量饮酒，酒性湿热，损伤脾胃，湿热下注大肠，与风邪相合，加剧了病情。湿热与风邪共同作用，导致大肠热毒炽盛，热迫血行，出现下利脓血的症状。同时，湿热阻滞大肠气机，导致大肠传导失司，故大便次数增多，日夜二三十度。人参樗皮散，其中人参补气固脱，樗皮燥湿清热，凉血止血，共奏补气固脱、燥湿清热、凉血止血之功。人参之甘以补其气，樗皮之苦以燥其湿，寒以解其热，涩以收其脱。使虚者补而陷者升，亦劫剂也。

◈ 尿血案

齐中郎[4]破石病，臣意诊其脉，告曰：肺伤，不治，当后十日丁亥[5]溲血死。即后十一日，溲血[6]而死。破石[7]之病，得之堕马僵[8]石上。所以知破石之病者，切其脉，得肺阴气，其来散，数道至而不一也。色又乘之。所以知其堕马者，切之得番阴脉。番阴脉入虚里，乘肺脉。肺脉散者，固色变也乘之。所以不中期死者，师言曰：病者安谷即过期，不安谷则不及期。其人嗜黍，黍主肺，故过期。所以溲血者，诊脉法曰：病养喜阴处者顺死，喜养阳处者逆死。其人喜自静，不躁，又久安坐，伏几而寐，故血下泄。

《仓公诊籍》

【按】脉诊，发现患者肺脏虚损，肺气不固，这是导致病情严重的根本原因。外伤导致肺脉受损，肺气不固，由于肺与大肠相表里，肺气不固，加之患者久坐不动，气血运行不畅，导致血不归经，下泄于膀胱，出现溲血。

【注】

[4]中郎：官名，光禄勋属官，掌守门户，出充车骑。

[5]丁亥：指丁亥日。古人用干支纪日，甲乙丙丁戊己庚辛壬癸为十干，也称天干，子丑寅卯辰巳午未申酉戌亥为十二支，也称地支，顺次以天干配地支，六十年重复一次。干支也用以纪年月。

[6]溲血：便血。

[7]破石：人名。

[8]僵：倒下，僵仆。

痰饮案

痰饮是指三焦气化失司，水液在体内运化输布失常，停积于某些部位的一类病证。痰饮有广义和狭义之分，广义的痰饮是诸饮的总称，根据水饮停积的部位不同，而分为痰饮、悬饮、溢饮、支饮四类。狭义的痰饮即指水饮停积于胃肠，是四饮之一。

◈ 案一

《千金翼》论曰：凡痰饮盛，吐水无时节，其源为冷饮过度，遂令痼冷，脾胃气羸，不能消于食饮，食饮入胃皆变成冷水，反吐不停者，赤石脂散主之方。

赤石脂[1]（三斤）

上一味，捣下筛，服方寸匕，日三，酒饮并可，稍稍加至三匕，服尽三斤，则终身不吐水，又不下利。补五脏，令肥健。有人一名痰饮？诸药不瘥，惟服此一斤则愈。（出第十九卷中。）

《外台秘要·卷八·冷痰方四首》

【按】长期大量饮用冷饮，导致脾胃受寒，功能受损。脾胃阳气不足，运化功能减弱，脾胃功能虚弱，食物和水液进入胃中反变冷水停留胃中。冷水积聚逆而上泛，呕吐不止。赤石脂散，通过其止泻、祛水湿、固涩之效。《本草汇言》："渗停水，去湿气，敛疮口，固滑脱，止泻痢肠澼，禁崩中淋带。"

【注】

[1]赤石脂：赤石脂，中药名。为硅酸盐类矿物多水高岭石族多水高岭石，治疮疖痔瘘，养脾气，壮筋骨，补虚损。

◈ 案二

洞虚子曰：余自幼多病，莫识其原。或成偏头风，成雷头风，成太阳头痛，眩晕如坐舟车，精神恍惚；或口眼动，或眉棱耳轮俱痒；或颌腮四肢游风肿硬，似疼非疼；或浑身燥痒，搔之则瘾疹随生，皮毛烘热，色如锦斑；或齿颊似痒似痛，而疼无定所，满口牙浮，痛痒不一；或嗳气吞酸，鼻闻焦臭，喉觉豆腥气，心烦鼻塞，咽嗌不利，咯之不出，咽之不下；或因喷嚏而出，或因举动而唾，其痰如墨，又如破絮，或如桃胶，或如蚬肉。或心下如停冰铁，闭滞妨闷，嗳嚏连声，状如膈气。或足膝酸软，或骨节腰肾疼痛，呼吸难任。或四肢肌骨间痛如击戳，乍起乍止，并无常所。或不时手臂麻疼，状如风湿。或卧如芒刺不安，或如毛虫所螫。或四肢不举，或手足重滞，或眼如姜蛰，胶粘痒涩，开阖甚难。或阴晴交变之时，胸痞气结，闭而不发，则齿痒咽痛，口糜舌烂，及其奋然而发，则喷嚏连声，初则涕唾稠粘，次则清水如注。或眼前黑暗，脑后风声，耳内蝉鸣，眼肉惕。治之者，或曰腠理不密，风府受邪。或曰上盛下虚，或曰虚，或曰寒，或曰邪热，并无一说对证。

余自思父母俱有痰疾，我禀此疾，则与生俱生也。当自为计，故于静室默坐，熟察病势之来，则于胸腹间如有二气交纽，遂噎塞烦郁，有如烟火上冲，头面烘热，眼花耳鸣，痰涎涕泪，并从肺胃间涌起，凛然毛竖，喷嚏千百，然后遍身烦躁。大寒之时，即尽去衣衾，裸体一冻，则稍止片时。或春秋乍凉之时，则多加衣衾，亦暂少缓。或顿饮冰水而定，或痛饮一醉而安，终不能逐去病根。故精心内观，反复思虑，制滚痰丸，因获大效。自是愈人数万，神效殊异。但不欲轻传匪人，恐人视为泛常，妄自加减，不能济众也。

《济阳纲目·卷二十四·痰饮·论》

【按】脾胃功能失调，水液代谢障碍，导致痰饮内生。痰饮随气血运行，流注全身，痰饮阻滞气机，导致胸腹间如有二气交纽，噎塞烦郁，有如烟火上冲。痰饮流注不同部位，引发头痛、眩晕、口眼动、四肢游风肿硬、嗳气吞酸、鼻闻焦臭等。洞虚子通使用滚痰丸，通过其化痰、行气、散结的作用。方中礞石驱逐顽痰，力甚猛峻；大黄荡涤陈积，开下行之路，黄芩清上焦之火，消除成痰之因，二味用量独重，有正本清源之意；沉香调达气机，为诸药之开导。四药共奏降火逐痰之效。

◇ 案三

昔人有臂痛不能伸，两手战掉，至于茶盏亦不能举，此由伏痰在内，中脘停滞，脾气不流行，上与气搏，四肢属脾，脾滞而气不下，故上行攻臂，其脉沉细者是也，指迷茯苓丸，服此随愈。指迷茯苓丸，治中脘停痰伏饮，臂痛难举，手足不得转有效。后人谓：臂痛乃痰证也，但治痰而臂痛自止。

半夏二两(制)　茯苓(一两)　枳壳五钱(去穰，麸炒)

风化硝[2](二钱半)

上为末，姜汁打糊丸如桐子大，每服二十丸，生姜汤下。半夏燥湿，茯苓渗湿，湿去则饮不生；枳壳消坚，化硝软坚，坚软则痰不固。

《济阳纲目·卷二十四·痰饮·论》

【按】痰浊停滞在中脘，导致脾气不畅，脾气不流畅，气痰搏结，上行攻臂，导致臂痛不能伸，两手战掉，四肢的功能与脾密切相关，脾滞则气不下行，反而上行攻臂。指迷茯苓丸，该药方通过燥湿渗湿(半夏、茯苓)、消坚软坚(枳壳、风化硝)，祛中脘痰浊，使气机流畅。

【注】

[2]风化硝，中药。为芒硝风化后的产品。以冬季制作为宜，将芒硝放入平底盆中，置于通风处吹晾，待表面产生白霜，将其刮下即得。

消渴案

消渴是以多饮、多食、多尿、形体消瘦，或尿有甜味为特征的一种疾病。

◎ 案一

老蒋公处与张大夫家。效。渴者饮此方，橘皮郁李丸。

又方：

橘皮五分　郁李仁十分　茯苓八分　葶苈六分(熬)

防己五分　桑根白皮五分　甘遂四分(熬)　苏子四合

右八味，捣下筛。蜜和丸。取谷白皮火炙焦黄煮饮，服十丸，如梧子，日再服。若不得宣通，稍稍加，常以宣为度。忌酢物。

《外台秘要·卷二十》

【按】橘皮郁李丸的方剂组成主要包括橘皮、郁李仁、茯苓、葶苈子(熬)、防己、桑根白皮、甘遂(熬)和苏子。橘皮：具有理气健脾、燥湿化痰，郁李仁：性味甘平，有润肠通便、利水消肿。润燥滑肠，茯苓：利水渗湿，健脾宁心。葶苈子(熬)：泻肺降气，祛痰平喘。防己：祛风湿，止痛，利水消肿。桑根白皮：泻肺平喘，利水消肿。助于利水消肿。甘遂(熬)：泻水逐饮，消肿散结。甘遂是峻下逐水药，苏子：降气化痰，止咳平喘，润肠通便。

◎ 案二

齐章武里曹山跗病，臣意诊其脉，曰：肺消瘅也，加以寒热。即告其人曰：死，不治。适其共养，此不当医治。法曰：后三日而当狂，妄起行，欲走；后五日死。即如期死。山跗病得之甚怒而以接内。所以知山跗之病者，臣意切其脉，肺气热也。脉法曰：不平不鼓，形弊。此五脏高之远数以经病也，故切之时不平而代。不平者，血不居其处；代者，时参击并至，乍躁乍大也。此两络脉绝，故死不治。所以加寒热者，言其人尸夺。尸夺者，形弊。形弊者，不当关灸镵石及饮毒药也。臣意未往诊时，齐太医先诊山跗病，灸其足少阳脉口，而饮之半夏丸，病者即泄注，腹中虚；又灸其少阴脉，是坏肝刚绝深，如是重损病者气，以故加寒热。所以后三日而当狂者，肝一络连属结绝乳下阳明。故络绝，开阳明脉，阳明脉伤，即当狂走。后五日死者，肝与心相去五分，故曰五日尽，尽即死矣。

《仓公诊籍·肺消》

【注】

[1]病名：消渴，以多饮、多尿、多食及消瘦、疲乏、尿甜为主要特征。

汗证案

汗证是汗液排泄失常的一类病证。根据汗出的临床表现，可分为自汗、盗汗、脱汗、战汗、黄汗五种。时时汗出，动则益甚者为自汗；寐则汗出，醒来则止者为盗汗；在病情危重时全身大汗淋漓，或汗出如油者为脱汗；外感热病中，全身战栗而汗出者为战汗；汗出色黄，染衣着色者为黄汗。

◇ 案一

又云：一男子手足汗，医用芩、连、柏并补剂皆不效，又足汗常多，后以八物、半、苓为君，白附、川乌佐使，其汗自无。

《济阳纲目·卷五十八·自汗盗汗·论》

【按】一男子手足汗多，使用黄芩、黄连、黄柏等清热药及补剂均无效。半夏、茯苓用于燥湿化痰，利水渗湿。白附子、川乌为温阳药，有助于驱散体内寒湿，增强阳气。

◇ 案二

华佗传，有妇人长病多年，世谓寒热注病者。冬十一月中，佗令坐石槽中，平旦用寒水汲灌，云当满百。始七八灌，寒战欲死。灌者惧欲止，佗令满数，将至八十灌，热气如蒸出，嚣嚣高二三尺。满百灌，佗乃使燃火，温床厚覆，良久汗始出，着粉汗燥便愈。《三国志》

《续名医类案·卷六·寒热》

【按】先以寒水灌体，激发体内热气，再通过温热疗法使病邪随汗排出。在于体内有顽固病邪，需通过强烈的刺激来促使病邪外散。

◇ 案三

接上：又有人病腹中半切痛，十余日中，鬓眉堕落。佗曰："是脾半腐[1]，可刳腹养治[2]也。"使饮药令卧，破腹就视，脾果半腐坏。以刀断之，刮去恶肉，以膏敷疮，饮之以药，百日平复。

【注】

[1]脾腐：指脾脏因病变而部分坏死，是古代中医对脾脏严重病变的一种描述。

[2]腹养治：指通过手术切开腹腔，对内部脏器进行治疗的方法。

◎ 案四

前军府直吏周虎服葛根汤，再服不得汗，余更视之，甚恶寒而拘急，更思作麻黄汤以解之方。

麻黄(二两去节)　葛根(三两)　葱白(十四茎)　豉(一升绵裹)

上四味切，以水七升，煮取二升半，分三服，虎再服快汗愈，其疹与周虎相似者，服之皆汗，十余人瘥。

【按】周虎服用葛根汤后未得汗，症状为恶寒拘急，提示病邪较重，改用麻黄汤加葛根、葱白、豆豉后，病症缓解。病因在于外感风寒，表邪未解，需通过辛温发汗来驱散病邪。

◎ 案五

主骨蒸病[3]小便方

取三岁童子小便[4]五升煎取一大升以三匙，蜜和为雨服。中间为人行二十里服此以后，每自小便，即取服之，仍去，前后取中央者。病轻者二十日，病重者五十日以后。当有虫蚰蜒儿[5]其虫在身当处出。俱令人五步十步闻病人小便臭者无不瘥。台州丹仙观张道长自服，非常神验。

《必效方·骨蒸篇》

【注】

[3]骨蒸病：中医病名，指因阴虚火旺或湿热熏蒸而引起的长期低热、盗汗的症状。

[4]童子小便：童子小便清热解毒、滋阴降火的功效，用于治疗热性疾病。

[5]虫蚰蜒儿：非实指昆虫。

内伤发热案

内伤发热是指脏腑功能失调，气、血、阴、阳失衡，所导致的以发热为主要临床表现的病证。临床表现一般起病缓慢，病程较长，以低热多见，但有时可以为高热，或自觉发热而体温并不升高。

◇ 案一

疗热病劳复，麻子汤。吴正服效方。

麻子一升　豉一升（绵裹）　鼯鼠屎一十二枚。

右三味，以水五升，煮取二升半，分温三服，立愈。试之有神验。《肘后》同。

《外台秘要·卷四》

◇ 案二

唐武宗[1]有心热病，百医不效。青城山[2]邢道人，以紫花梨绞汁而进，疾遂愈。后复求之，苦无此梨，常山忽有一株，因缄实以进，帝多食之，烦躁顿解。

《医说续编》

【按】心火亢盛或阴虚火旺导致体内热毒积聚，无法排出，从而引发心热病。青城山邢道人采用紫花梨绞汁治疗，用梨的润燥生津、清热解毒之效，从而达到治愈的效果。

【注】

[1]唐武宗：李炎（814—846 年），即唐武宗，曾名李瀍。唐文宗之弟，唐穆宗与宣懿皇后韦氏之子，唐朝第十六位皇帝。

[2]青城山风景区位于四川省成都市都江堰市。

厥证案

厥证是以突然昏倒、不省人事、四肢厥冷为主要表现的一种病证。轻者昏厥时间短，清醒后无偏瘫、失语、口眼歪斜等后遗症；重者则可一厥不醒而死亡。

◈ 案一

虢[1]太子死，扁鹊至虢宫门下，问中庶子喜方者曰："太子何病，国中治[2]穰过于众事?"中庶子曰："太子病血气不时，交错而不得泄，暴发于外，则为中害。精神不能止邪气，邪气蓄积而不得泄，是以阳缓而阴急，故暴蹶而死。"扁鹊曰："其死何如时?"曰："鸡鸣至今。"曰："收乎?"曰："未也，其死未能半日也。""言臣齐渤海秦越人也，家在于郑，未尝得望精光侍谒于前也。闻太子不幸而死，臣能生之。"中庶子曰："先生得无诞之乎？何以言太子可生也！臣闻上古之时，医有俞跗，治病不以汤液醴洒，镵石挢引，案扤毒熨，一拨见病之应，因五脏之输，乃割皮解肌，决脉结筋，搦[3]髓脑，揲[4]荒爪幕[5]，湔浣[6]肠胃，漱涤五脏，练精易形。先生之方能若是，则太子可生也，不能若是而欲生之，曾[7]不可以告咳婴之儿"终日，扁鹊仰天叹曰："夫子之为方也，若以管窥天，以郄视文。越人之为方也，不待切脉望色听声写形[8]，言病之所在。闻病之阳，论得其阴；闻病之阴，论得其阳。病应见于大表[9]，不出千里，决者至众，不可曲止[10]也。子以吾言为不诚，试入诊太子，当闻其耳鸣而鼻张，循其两股以至于阴，当尚温也。中庶子闻扁鹊言，目眩然而不瞚，舌挢然而不下，乃以扁鹊言入报虢君。虢君闻之大惊，出见扁鹊于中阙[11]，曰："窃闻高义之日久矣，然未尝得拜谒于前也。先生过小国，幸而举[12]之，偏国寡臣幸甚。有先生则活，无先生则弃捐填沟[13]壑，长终而不得反。"言末卒，因嘘唏服[14]，魂精泄横，流涕长潸，忽忽承，悲不能自止，容貌变更。扁鹊曰："若太子病，所谓'尸蹶'者也。夫以阳入阴中，动胃繵缘[15]，中经维络，别下于三焦、膀胱，是以阳脉下遂，阴脉上争，会气闭而不通，阴上而阳内行，下内鼓而不起，上外绝而不为使，上有绝阳之络，下有破阴之纽，破阴绝阳，(之)色(已)废脉乱，故形静如死状。太子未死也。夫以阳入阴支兰藏者生，以阴入阳支兰藏者死。凡此数事，皆五脏蹶中之时暴作也。良工取之，拙者疑殆。"扁鹊乃使弟子子阳厉针砥石，以取外三阳五会[16]。有闲，太子苏。乃使子豹为五分之熨，以八减之齐和煮之，以更熨两胁下。太子起坐。更适阴阳，但服汤二旬而复故。故天下尽以扁鹊为能生死人。扁鹊曰："越人非能生死人[17]也，此自当生者，越人能使之起耳。

《史记·扁鹊仓公列传》

【按】气血运行不畅，交错积聚，导致内脏受损。"阳缓而阴急"，即阳气运行迟缓，阴气却相对亢盛。这种阴阳失衡的状态导致了气血逆乱，引发厥证。针刺外三阳五会，配合热敷和药物治疗，使太子气血得以恢复。

【注】

[1]周初封文王之弟虢仲、虢叔于东、西二虢。东虢在今河南荥阳，春秋初年为郑所灭；西虢在今陕西宝鸡，西周末年迁至河南三门峡及山西平陆一带。

[2]治：举行。穰：通"禳"，去除邪恶的祭祀。

[3]搦 nuò，诺，髓脑：按治髓脑。

[4]揲，持，触动。荒，通"肓"，即膏肓，揲荒：触动膏肓。

[5]爪幕：用手疏理横膈膜。爪，通"抓"，用手指疏理。幕，通"膜"，指横膈膜。

[6]湔浣：洗涤。

[7]曾：简直。咳婴之儿：刚会笑的婴儿。咳，本意是婴儿的笑声。

[8]写形：审察病人体态神情外部症状。写，摹写，这里指审察。

[9]大表：身体的外表。

[10]不可曲止：不能停在一个角度看问题。曲，弯曲，此指一隅之见。

[11]中阙：皇宫的中门。阙：皇宫中对称的门楼，中间有路可通行。

[12]举：救助。

[13]弃捐填沟壑：死的委婉说法。

[14]服(bì 必)臆：因悲伤而气满郁结。服，通"愊"，满的意思。

[15]缠缘：缠绕。缠同"缠"。缘：绕。

[16]三阳五会：百会穴的别名。《针灸大成》卷七说，"百会一名三阳，一名五会。"五分之熨：用药热敷患处，使温热药气深入体内五分的疗法。

[17]生死人：使死了的人再生。

◎ 案二

本云：世言气中者，虽不见于方书，然暴喜伤阳，暴怒伤阴，忧愁拂意，气多逆厥，往往多得此疾，便觉涎潮昏塞，牙关紧急，若概作中风候，用药非止不相当，多致杀人。元祐庚午，母氏亲遭此祸，至今饮恨。母氏平时食素，气血羸弱，因先子捐馆忧恼，忽一日气厥，牙楚涎潮，一里医便作中风，以大通丸三粒下之，大下数下，一夕卒。予尝痛恨。每见此证，急化苏合香丸灌之便醒，然后随其寒热虚实而调理之，无不愈者。

《济阳纲目·卷四十三·厥证·论》

【按】诸证多由寒湿痰浊或秽浊之气闭塞气机，蒙蔽清窍所致。寒痰秽浊，上蒙神明，致突然昏倒，牙关紧闭，不省人事；面白、肢冷、苔白、脉迟均属寒象；若感受时疫秽恶之气，致气机壅滞，则心腹卒痛，进而气机逆乱，扰及神明，可致神昏。治宜芳香开窍、辟秽化浊药与温中散寒、辛香行气药配合，以化痰、辟秽、开窍。

◎ 案三

淳于意治故济北王阿母，自言足热而懑。臣意告曰：热厥也。即刺其足心各三所，按之无出血，病旋已。病得之饮酒大醉。《史记》

《名医类案·卷之三·厥》

【按】热厥，热邪壅盛，导致气血逆乱，四肢厥冷，但并非真正的寒厥。

◎ 案四

孙兆杜壬同诊仁宗最宠贵妃，一日食次，忽仆倒，遍身卒冷，急奏上，上乃急召孙杜，既至奏曰：不妨，此乃气厥尔。少顷吐即复苏也。御坐良久，果吐而苏。上问因何而得？二人并奏曰：此贵妃方食，因忧怨气上，遂与食相并，故如此者，吐即气透，故复苏也。上问妃有何事如此？妃对曰：陛下无嗣，臣妾不能为陛下生皇嗣，所以自怨，气忽上逆，至惊动圣驾。上曰：朕亦自责，乃劳汝致病耶。因嘉奖孙杜之能，良久曰：医道如此，岂非良医也耶。

《续名医类案·卷之五·厥》

◎ 案五

刘太丞，昆陵人。有邻家朱三者，只有一子，年三十余，忽然卒死，脉全无，请太丞治之。取齐州半夏细末一大豆许，纳鼻中，良久身微暖，气更苏，迤逦[18]无事。人问：卒死，太丞单方半夏如何活得死人？答曰：此南岳魏夫人方。《外台秘要秘要》

《名医类案·卷之三·卒死》

【注】

[18]迤逦：逐渐。

虚劳案

虚劳是指脏腑功能虚损、气血阴阳亏损，日久不复，以五脏虚候为主要临床表现的多种慢性虚弱性证候的总称，又称虚损。

◎ **案一**

济北王[1]召意诊脉诸女子侍者，至女子竖，竖无病。臣意告永巷长曰：竖伤脾，不可劳，法当春呕血死。臣意言王曰：才人女子竖何能？王曰：是好为方，多伎能，为所是案法新，往年市之民所，四百七十万，曹偶四人。王曰：得毋有病乎？臣意对曰：竖病重，在死法中。王召视之，其颜色不变，以为不然，不卖诸侯所。至春，竖奉剑从王之侧，王去，竖后，王令人召之，即仆于厕，呕血死。病得之流汗。流汗者，同法病内重，毛发而色泽，脉不衰，此亦关内之病也。

《仓公诊籍》

【按】脾主运化，为气血生化之源。脾伤则运化失职，气血生化不足。加之女子竖可能未得到及时休息调养，反而继续劳累，导致病情加重。春季属木，木旺克土，脾属土，故在春季病情恶化，呕血而死。此外，流汗也是脾虚不固的一种表现，虽然外表看似健康，但内部已重病。

【注】

[1]济北王，指的是封邑在济北的王侯，在中国历史上有数位济北王。分别有秦末田安、西汉刘兴居、刘志、刘勃世系等。永巷长：官名。东汉王国置，掌官中婢使。秩比四百石。

◎ **案二**

故督邮顾子献得病已瘥未健，诣华复视脉曰：虽瘥尚虚，未得复，阳气不足，慎勿劳事，余劳尚可，女劳则死，当吐舌数寸。其妇闻其夫瘥，从百余里来省之，经宿交接，中间三日，发热口噤，临死舌出数寸而死。病新瘥未满百日，气力未平复，而以房室者，略无不死。有士盖正者，疾愈后六十日，已能行射猎，以房室则吐涎而死。及热病房室，名为阴阳易之病，皆难治，多死。近者有一士大夫，小得伤寒，瘥已十余日，能乘马行来，自谓平复，以房室即小腹急痛，手足拘拳而死。

《备急千金要方·卷十·劳复第二》

◈ 案三

吴桥治方生年二十五内而早起，枵腹而服劳，无何而发热头痛，医以为内热，乃剂清凉三日，汗流昏愦欲绝，桥诊六脉皆不应指，甚则微若蛛丝。语其父曰：郎君甚危，此虚脱也。急宜重剂温补，即稍缓无及矣。父惟唯唯，一剂而愈，近月乃安。

《续名医类案·卷之十五·虚损》

【按】方生因劳倦过度而发热头痛，初被误诊为内热并施以清凉剂，进一步耗伤阳气，导致虚脱。此时，脉象微弱，几乎不应指，说明正气已极度虚弱。重剂温补，迅速恢复阳气。

◈ 案四

安陵阪里公乘[2]项处病，臣意诊脉，曰：牡疝。牡疝在膈下，上连肺。病得之内，臣意谓之：慎毋为劳力事，为劳力事则必呕血死。处后蹴鞠[3]，要厥寒，汗出多，即呕血。臣意复诊之，曰：当旦日日夕死。即死。病得之内。所以知项处病者，切其脉得翻阳。翻阳入虚里[4]，处旦日死。一翻一络者，牡疝也。

《仓公诊籍》

【按】牡疝位于膈下，上连肺。仓公告诫其勿劳力，因为劳力会加重病情，导致呕血。项处后来因踢球劳累过度，胃气上逆，加之牡疝本已影响气血运行，最终呕血而死。中伤胃气，胃气以降为顺，逆则上呕

【注】

[2]公乘：古代爵位。

[3]蹴鞠：一种古代踢球游戏，类似现今的踢足球。

[4]虚里：胃之大络，名曰虚里。

◈ 案五

有十余岁女子，因发热咳嗽，喘急，小便少，后来成肿疾，用利水药得愈。然虚羸之甚，遂用黄芪建中汤，日一服，三十余日遂愈。

黄芪一两　半桂枝三两　生姜三两　芍药六两

炙甘草二两　大枣十二枚(擘)　胶饴(饴糖)一升。

煎汤取汁，兑入饴糖，再以文火缓缓溶化，分两次温服。

《济阳纲目·卷六十五·劳瘵·论》

【按】初期使用利水药消除了肿疾，同时也耗伤了正气，导致女子虚羸之甚。用黄芪建中汤温中补气、和里缓急的作用，以黄芪、大枣、甘草补脾益气，桂枝、生姜温阳散寒，白芍缓急止痛，饴糖补脾缓急。

补充：著有《温热论》的清代著名中医温病大家叶天士为黄芪建中汤治虚劳提出具体指征：久病消瘦；胃纳不佳，时寒时热，喘促短气，容易汗出；脉虚无力；有操劳过度史；阴虚内热者忌用。

◎ 案六

荫按：本草小便味咸气寒，寇宗奭[5]亦谓热劳方中用之，若气血虚无热者，不宜多服。而朱丹溪辩曰：小便降火甚速。常见一老妇年逾八十，貌似四十，询其故，常有恶病，人教服人尿四十余年矣，且老健无他病，而何谓之性寒不宜多服耶。凡阴虚火动，热蒸如燎，服药无益者，非小便不能除。故李时珍云：小便方家谓之轮回酒，还元汤，性温不寒，饮之入胃，随脾之气上归于肺，下归水道而入膀胱，乃其旧路也，故能治肺病，引火下行。又小便与血同类也，故其味咸而走血，治诸血病，不可缺也。

《济阳纲目·卷六十五·劳瘵·治虚劳方》

【注】

[5]寇宗奭：宋代药学家。精医理，于本草学尤有研究。曾充任“添差充收买药材所辨验药材”一官，政和间(1111～1117)任医官，授通直郎。

◎ 案七

淮南王枕中丸

又淮南王枕中丸，疗五劳六极七伤，胃气不和，发于五脏虚劳，小便或难或数，令人多思，脾气不和，宿食热所为，流入百脉，食饮不进，沉滞著中隔，并来著一边，或食不消，夜服三丸方。

川芎二两，附子二两(炮)，桂心二两，甘草二两(炙)，黄芩二两，芍药二两，干姜二两，蜀椒二两(汗)，杏仁四两(去皮尖，熬)，白术五两，当归二两，大黄一两。

右十二味，捣筛，蜜和丸，如梧子，以酒服五丸，日三。总海藻、菘菜、生葱、猪肉、冷水、桃李、雀肉等。

《外台秘要·卷十七》

【按】五劳六极七伤，指的是多种过度劳累和情志失调导致的身体虚损和疾病。这些病因可能包括过度劳累(如劳心、劳力、房劳等)、情志不畅(如忧思、愤怒、惊恐等)、饮食不节等。淮南王枕中丸：具有浓郁的秦汉古方气息。附子、桂、干姜、蜀椒、杏仁联合使用，治风行气；川芎、当归、芍药治血；大黄、黄芩治热；白术、甘草益气；寒热并用、攻补兼施，组方甚为复杂。方中补益药相对较多，剂量也大，故整体上以补为主，以泻为辅，亦针对“五劳六极七伤”病机为“虚”的特点。

痹证案

痹证是肢体筋骨、关节、肌肉等处发生疼痛、重着、酸楚、麻木，或关节屈伸不利、僵硬、肿大、变形等症状的一种疾病。

◇ 案一

附：历节病骠骑[1]使吴谐以建元[2]元年八月二十六日始觉如风，至七日卒起便顿倒，髀及手皆不随，通引腰背疼痛，通身肿，心多满，至九月四日，服附子汤一剂，通身流汗，即从来所患悉愈。

附子汤，疗风湿相薄，骨节烦痛，不得屈伸，近之则痛，自汗出，短气，小便不得利，恶风不欲去衣，或一身流肿方。

桂心三两　白术三两　附子二枚(炮八破)　甘草二两(炙)。

右四味，咀。以水六升，煮取三升，分三服，微汗即止。若汗出烦者，稍服五合。本方不用生姜，既有附子，今加生姜三两，忌猪肉、冷水、桃李、雀肉、生葱、海藻、菘菜。

《外台秘要·卷十九》

【按】寒湿侵袭骨节，导致气血瘀滞，骨节失养，出现疼痛、屈伸不利的症状。同时，阳气不足，气化无力，故小便不利；气短则是因为寒湿内阻，气机不畅所致。

【注】

[1]骠骑将军之省称。汉为重要武职。六朝为重号将军，虚授大臣。隋初为骠骑府长官。隋末改名鹰扬郎将。唐复之，武德七年(624)后，改名统军、折冲都尉。明为武散官。

[2]建元，是西汉第7位皇帝刘彻使用的第一个年号，使用时间为公元前140年—公元前135年。

◇ 案二

又方。刘公患脚膝已不可著之，予蛇床二黄膏旬日间瘥。云是验方。

蛇床子一两　黄柏一两　黄连一两　胡粉一两(研)。

右四味，捣筛为散，纳水银一枣大，和猪膏研入，相和，以涂疮。

《外台秘要·卷三十》

【按】湿热下注，阻滞经络，气血瘀滞，导致脚膝部位肿痛难忍。湿热之邪蕴结于肌肤，可能导致疮疡的形成，表现为局部红肿热痛。

◎ 案三

齐王黄姬见黄长卿家有酒召客，召臣意。诸客坐，未上食。臣意望见王后弟宋建，告曰：君有病，往四五日，君腰胁痛不可俯仰，又不得小溲。不亟治，病即入濡肾。及其未舍五脏，急治之。病方今客肾濡，此所谓肾痹也。宋建曰：然，建故有腰脊痛，往四五日，天雨，黄氏诸倩[3]见建家京[4]下方石，即弄之，建亦欲效之，效之不能起，即复置之。暮，腰脊痛，不得溺，至今不愈。建病得之好持重。所以知建病者，臣意见其色，太阳色干[5]，肾部上及界腰以下者枯四分所，故以往四五日知其发也。臣意即为柔汤使服之，十八日所以病愈。

《仓公诊籍》

【按】湿邪侵袭肾经，阻滞经络，导致腰脊疼痛；同时，肾气亏虚，膀胱气化不利，故小便不利。湿邪久留不去，进一步损伤肾气，导致肾痹的形成。肾痹是痹证的一种，主要表现为腰脊疼痛、强直、活动受限等症状。

【注】

[3]倩：女婿。

[4]京：仓廪。

[5]太阳色干：太阳穴处色泽枯干。

◎ 案四

《南史》：解叔谦，雁门人。母有风疾，夜于庭中稽颡祈告，闻空中云：得丁公藤治即瘥。访医及《本草》，皆无。至宜都山，见一翁伐木，云是丁公藤，疗风，乃拜泣求得之，及渍酒法，受毕，失翁所在。母疾遂愈。《本草》

《名医类案·卷之八·痛风》

◎ 案五

齐王故为阳虚候时，病甚，众医皆以为厥。臣意诊脉，以为痹，根在右胁下，大如覆杯，令人喘，逆气不能食。臣意即以火剂粥[6]且饮，六日气下，即令更服丸药，出入六日，病已。病得之内，诊之时不能识其经解，大识其病所在。

《仓公诊籍》

【按】阳气不足，则气血运行不畅，经络受阻，形成痹证。火剂粥具有温阳散寒、通络止痛的功效，使疼痛缓解。

【注】

[6]火剂粥：是古代治痹症的汤药名。

◎ 案六

孙真人云：予以贞观五年七月十五日夜，以左手中指背解著庭木，至晓痛不可忍，经十日，痛日深，疮日高大，色如熟小豆色。常闻长者之论有此方，遂依治之，手下即愈，痛亦除，疮亦即瘥，未十日而平复。杨炎[7]南行方著其效云：其方取蒲公草，捣敷肿上。《千金方·序》

《续名医类案·卷十三·痛痹》

【按】湿热之邪蕴结于中指背，导致局部气血瘀滞，经络不通，出现肿痛。湿热之邪进一步侵蚀肌肤，导致疮疡形成，表现为疮面红肿、热痛、化脓。蒲公草具有清热解毒、消肿散结。

【注】

[7]杨炎(727—781年)，字公南，凤翔府天兴县(今陕西凤翔)人，中国唐代宰相、理财家，“两税法”的创议者。杨炎在唐德宗年间参与财税改革，除了两税法之外，还有将皇室财政与国家财政分开，提出了量出制入的原则，尤其是创立了两税法。

◎ 案七

疗苦风患，手不得引弓方

隋鲁州刺史库狄欲苦风患，手不得引弓，诸医莫能疗，权谓曰：“但将弓箭向垛[8]，一针可以射矣。”针其肩隅一穴，应时即射。

《旧唐书·列传·第一四一方技》

【注】

[8]垛：duǒ 或 duò，其本义为墙两侧或上头伸出的部分或成堆的东西。

◎ 案八

大理赵卿患风腰脚不随大理赵卿患风，腰脚不随，不能跪起行。上髎[9]一穴、环跳一穴、阳陵泉一穴、巨虚下廉一穴，即得跪[10]。

《备急千金方要·卷八》

【按】风湿毒邪侵袭下肢经络，导致经络痹阻，气血不能濡养腰脚，出现腰脚不随、不能跪起行走，邪气影响气机升降，导致气机上逆，出现上气，选取上髎、环跳、阳陵泉、巨虚下廉等穴位进行治疗，疏通经络、调和气血，缓解腰脚不随。

【注】

[9]上髎：在骶棘肌起始部及臀大肌起始部；当额外侧动、静脉后支处；布有第一骼神经后支。活血，此处治疗腰痛。

[10]即得跪：便可跪。

◈ 案九

张文仲砂牛膝三物散，疗香港脚上气方。

砂牛膝　细辛(各三两)

上药为散，酒和服方寸匕，日再，经四五服即效，此方敕[11]赐慕容宝节将军，服者云神效，苏恭香港脚方云，是婆罗门法。(备急必效同)又香港脚上气入腹肿方。

《必效方·脚气篇》

【注】

[11]敕：音 chì，本义指告诫，嘱咐。也指帝王的诏书、命令：敕命。告诫。古同“饬”，整顿。

◈ 案十

齐王黄姬兄黄长卿家有酒召客，召淳于意意。诸客坐，未上食。意望见王后弟宋建，告曰：君有病，往四五日[12]，君腰胁痛，不可俯仰，又不得小溲。不亟治，病即入濡[13]肾。及其未舍五脏，急治之。病方今客肾濡，此所谓肾痹[14]也。宋建曰：然。建故有腰脊痛。往四五日，天雨，黄氏诸倩见建家京下方石，即弄之，建亦欲效之，效之不能起，即复置之，暮，腰脊痛，不得溺，至今不愈。建病得之好持重。所以知建病者，意见其色，太阳色干[15]，肾部上及界腰以下者枯四分所，故以往四五日知其发也。意即为柔汤[16]使服之，十八日所而病愈。《史记》

《名医类案·卷之三·痹》

【按】寒湿之邪侵袭腰部，导致腰部经络痹阻，气血运行不畅，出现腰脊疼痛、不能俯仰。邪气影响肾气，导致肾气不固，出现小便不利（不得小溲）。治疗：通过温通经络、散寒除湿、补益肾气的方法，使宋建在十八天左右愈。

【注】

[12]往四五日：四五天前。

[13]濡：浸渍，浸润。

[14]肾痹：病名，因风寒湿气滞阻于肾所造成的腰疼。

[15]太阳色干：太阳穴处色泽枯干。

[16]柔汤：方剂名，原方已佚。

项强痛案

项强指头部后项的肌肉筋脉牵引不舒的症状。一般是由于外感风寒，寒邪侵入太阳经络，经气不舒所致。项强常与头痛并见，是太阳病的主症之一。

◈ 案一

木瓜煎治筋急，项不得转侧。

木瓜（二个）　没药（研，二两）　乳香（研，二钱半）

上将木瓜切盖子，去穰，纳二味于中，用盖子合了，竹签签定，饭上蒸三四次，研烂成膏子，每服三五匙，用生地黄汁半盏，无灰酒二盏和之，用八分一盏，热化服。

《济阳纲目·脉法·治项颈强痛方》

【按】寒邪凝滞，导致太阳经络气血运行不畅，经气郁滞，出现项部肌肉筋脉牵引不舒。项强常与头痛并见，因寒邪同时影响头部经络，导致头痛，木瓜煎：以木瓜为主药，木瓜能舒筋活络、和胃化湿；配以没药、乳香活血化瘀、止痛消肿；三者合用，共奏舒筋活络、活血化瘀、止痛之功。通过饭上蒸制，使药性更加温和，易于吸收。以生地黄汁、无灰酒调和服用，增强活血化瘀、通络止痛的效果。木瓜气味酸平，入手足太阴，能行下焦，治霍乱转筋诸恙；没药气味苦平，通瘀血，入足阳明；乳香气味辛微温，入足少阴，宣通瘀痹病，致筋急项强不能转侧者，得木瓜之收敛正气，通行下焦，又兼二味之通瘀神经，生地黄汁润下，酒之辛温上升，使经络之中安妥，病何由得留哉。

◈ 案二

《本事方》云：有人患此证，自午后发至黄昏时定。予曰：此患必先从足起。经言：足十二经络各有筋，惟足太阳之筋，自足至项。大抵筋者，肝之合也。日中至黄昏，天之阳，阳中之阴也。又云：阳中之阴，肝也，自离至兑，阴旺阳弱之时，故灵宝毕法云：离至乾，肾气足而肝气弱，肝肾二脏受阴气，故发于是时。予授此方，三服而愈。椒附散治肾气上攻，项背不能转移。

附子（一枚，六钱重者，去皮脐，为末）

上末，每服二大钱，用好椒二十粒，用白曲填满，水一盏半，生姜七片，通煎至七分，去椒，入盐，空心服。

◎ 案三

《本事方》云：予亲戚患项筋痛，连背髀不可转移，服诸风药皆不效，予尝忆千金髓有肾气攻背强一证，予处此方与之，一服顿瘥。自尔与人，皆无不验。盖肾气自腰夹脊，上至曹溪穴，然后入泥丸宫。曹溪一穴，非精于搬运者不能透，今逆行至此，不得通用，椒以引归经则安矣，气上达，椒下达，故服之愈。

《济阳纲目·脉法·治项颈强痛方》

【按】因下焦空虚，肾气不安其位，反上攻项背，导致项背筋脉拘急疼痛，不能随意转移。肾气本应下行，现因虚而上逆，《本事方》所云，足太阳经筋自足至项，肾气上攻，阻滞此经，导致项背疼痛，附子气味咸辛大热，入手足少阴；川椒气味辛热，入足厥阴。病因下焦空虚，肾气不安其位，反上攻项背，不能转移。微佐以盐，使其引归经络。

痿证案

痿证是指肢体筋脉弛缓，软弱无力，不能随意运动，或伴有肌肉萎缩的一种病证。临床以下肢痿弱较为常见，亦称“痿□”。

◇ 案一

一人形肥味厦，忧怒，脉常沉涩，春病痰气。医用燥热香窜之药，至夏足弱，气上冲，食减，此热郁而脾虚痿厥，虽形肥脉沉，未当死，但药邪并火旺难治，且与竹沥下白术膏，尽二斤，气降，食尽至一月后，仍大汗而死。

《济阳纲目·卷八十·痿证·论》

【按】患者形肥味厚，忧怒伤肝，初病痰气，医者误用燥热香窜之药，导致热郁于内，脾气受损，脾主肌肉，脾虚则肌肉失养，加之热邪伤津，筋脉失濡，渐成痿证。另一患者脚常觉热，后患痿，此为气血俱亏，不能温煦濡养肌肉筋脉所致。气主煦之，血主濡之，气血亏虚，则筋脉失养，肌肉无力。

◇ 案二

一人脚常觉热，后患痿。

《济阳纲目·卷八十·痿证·论》

【按】气血俱亏，不能温养肌肉筋脉，故渐而成痿。

脚气案

脚气为“脚弱”。《备急千金要方》卷二十二《风毒脚气方》：“然此病发，初得先从脚起，因即胫肿，时人号为脚气。深师云：脚弱者，即其义也”。

◎ 案一

《必效》：疗脚气方。

苍耳子（五升）　赤小豆（二升）　盐（一斤）

上三味，以水一石五斗，缓火煎取五六斗，去滓，别贮。取受斗半铛，于前泥四面，开一畔入火处，铛内著所煎汁，用浸脚。才令没踝，铛下微著炭火，常令温温。如汁渐尽不没踝，续续添使没。浸时仍于密房中，床前遮闭，为垂脚恐风。不能久坐之，仰卧亦得。连夜浸之弭佳。浸经三日外，其欲食饮，常苦饥，便食，任食。此一剂药汁尽必瘥。不过用半汁，即可觉渐。可一日，两日食一顿生猪肉鲙大精。此方甚效。

《外台秘要·卷十八·服汤药色目方一十九首》

【按】苍耳子赤小豆盐浸脚方：此方以苍耳子、赤小豆、盐为主药，具有发汗祛湿、通络止痛的作用。通过浸脚的方式使药物直接作用于患处，缓解脚气病的症状。《本草纲目》：炒香浸酒服，去风补益。尤治皮肤风，令人肤革清净。善通顶门连脑，盖即苍耳也。《本草备要》：一名耳，即《诗》“卷耳”。轻发汗，散风湿。甘苦性温。善发汗，散风湿，上通脑顶，下行足膝，外达皮肤。治头痛目暗，齿痛鼻渊，肢挛痹痛，瘰疬疮疥，采根叶熬，名万应膏。遍身瘙痒。作浴汤佳。《圣惠方》云：叶捣汁，治产后痢。

◎ 案二

张文仲[1]：硇砂[2]牛膝三物散，疗脚气上气方。此方敕赐慕容宝节将军，服者云神效。

硇砂三两　牛膝三两　细辛三两

上药为散，酒和服方寸匕，日再。经四五服即效。苏恭：脚气方云是婆罗门法。(《备急》《必效》同。)

《外台秘要·卷十九·脚气上气方五首》

【按】硇砂牛膝三物散：此方以硇砂、牛膝、细辛为主药，具有祛风除湿、通络止痛的作用。

【注】

[1]张文仲，约生于唐·武德三年(620年)，卒于唐·圣历三年(700年)。唐代著名医家，洛州洛阳(今河南洛阳)人。曾任侍御医，尚药奉御，善疗风疾，精于灸术，撰《张文仲灸经》一书，已佚。还著有《疗风气诸方》《四时常服及轻重大小诸方》十八首、《随身备急方》三卷，均佚，佚文可见于《外台秘要》。

[2]硇：náo，矿物，黄白色粉末或块状，味辛咸，是氯化铵的天然产物。祛痰剂。

◇ 案三

又金牙[3]酒，最为疗脚气屈弱之要，今载之方如下。

金牙四两　细辛四两　茵芋四两(《肘后》作莽草)

干姜四两　干地黄四两　防风四两

地肤子四两　蒴藋四两　附子四两(去皮)

升麻四两　人参二两　独活一斤

牛膝五两　石斛五两

上十四味，切之，以酒四斗，渍之六七日，服二三合稍加之，亦疗口不能语，脚屈至良。又侧子酒亦验。忌猪肉、冷水、生菜、芜荑。(《肘后》同。《千金》无升麻、人参、石斛、牛膝、茵芋、干姜，有蜀椒、莽草，止十味，云冷加干姜。)

《外台秘要·卷十九·脚气上气方五首》

【按】金牙酒：此方以金牙、细辛、茵芋等药物为主，具有祛风除湿、温经散寒。通过酒渍的方式使药物成分充分溶解于酒中，酒温通经脉之效。

【注】

[3]金牙：味咸，无毒。主鬼疰。生蜀郡。如金色者良。

◇ 案四

又陶《效验方》云：金牙酒，疗脚弱风冷痹曳，又令人肥健，胜旧百倍，起三十年癖曳不能行，口不能语者。昔赵寅阳癖曳[4]二十六年，肉冷如铁，唯余骨尔，服此三十日便起。郄太山家代传秘之，云：一方用茵芋四两，初服无数，任性令足，使有酒色便止，不得食肥肉、生菜、其方无牛膝、石斛二物，馀同。（文仲同。并出第二卷中。）

《外台秘要·卷十九·脚气寒热汤酒方一十首》

【按】风寒湿邪侵入体内，影响下肢的气血运行，导致肌肉失养，出现手足废用、下垂而乏力，金牙酒等药酒通过温通经络、散寒除湿。

【注】

[4]癖曳：指手足废用，下垂而乏力。

◎ 案五

有人病两脚躄，不能行举。诣佗，佗望见，云：已饱针灸服药矣，不须复看脉。便使解衣，点背数十处，相去或一寸，或五分，纵斜不相当。言灸此各十壮，灸疮愈即行。后灸处夹脊一寸上下行，端直均调，如引绳也。《汉书·华佗传》

《名医类案·卷之六·脚气》

邪祟方案

治疗作祟害人的“鬼怪”方法。

◇ 案一

唐同州刺史[1]孟诜云：妇人梦与鬼交者，鹿角末三指一撮，和清酒服，即出鬼精。又《古今录验》疗妖魅猫鬼，病人不肯言鬼方，鹿角屑捣散，以水服方寸匕，即言实也。（本草。）

《续名医类案·卷二十二·邪祟》

【注】

[1]唐朝刺史又称“郡守”，州郡最高行政长官。

◇ 案二

《医余》曰：有臁疮赤肿而痛，用黄连凉药久不愈者，却当用温药，如鹿角灰、发灰、乳香之类，此阴阳寒暑往来之理也。辟邪，治梦与鬼交。酒服一撮，鬼精即出，能逐阴中邪气恶血。炼霜熬膏，则专于滋补。

醴泉[2]主簿蔡绳，予友也，亦得饥疾，食稍迟，则顿仆闷绝。绳有美行，博学有文，为时文人，竟以饥死。无能知其绝者，每为哀伤。（琇【按】此恐即中消病也。）

《续名医类案·卷二十二·奇疾》

【注】

[2]醴泉：甘甜的泉水。此处为地名。

◇ 案三

一少年暑旺月，因大劳而渴，恣饮梅浆，又连大惊，病似邪鬼，脉虚弦而带沉数，数为有热，虚弦是惊，又梅浆郁中脘，补虚清热，发源于蟠龙山与松江会合处，注入长江。醴泉村。遂与参、术、陈皮、茯苓、芩、连，入竹沥、姜汁，旬日未效。以前药入荆沥，又旬日而安。

《济阳纲目·卷四十七·邪祟·论》

【按】脉虚弦而带沉数，虚弦反映惊悸，沉数则表明有热邪内蕴。通过参、术、陈皮、茯苓等药物补气健脾、化痰祛湿，芩、连等药物清热泻火，竹沥、姜汁等药物化痰开窍、行气活血。丹溪曰：虚痰用竹沥，实痰用荆沥，并宜姜汁助送，则不凝滞。

◎ 案四

一人醉饱后，病妄语妄见，家人知其痰所为也，灌盐汤一大碗，吐痰一二升，大汗而愈。

《济阳纲目·卷四十七·邪祟·论》

◎ 案五

一妇暑月赴筵，坐次失序，自愧成病，言失伦，脉弦数，法当导痰，清热补脾，其家不知，用巫治之，旬余而死。此妇痰热殆甚，乃以法尺惊其神，使血不安，法水密其肤，使汗不得泄，不死何俟。

《济阳纲目·卷四十七·邪祟·论》

【按】因情志不舒，加之暑热侵袭，导致痰热内生，痰热上扰心神，从而出现神志异常的症状。治疗上应当采用导痰、清热、补脾的方法，由于家属不明医理，选择了巫医治疗，结果延误了病情，导致患者死亡。

◎ 案六

治鬼疰病，脉中乍大乍小，乍短乍长，血气不匀，邪伤正气，八毒赤丸。一人宿驿中，夜梦一妇人，用手胁下打一拳，遂一点痛，往来不止，兼之寒热而不能食，乃鬼击也。服三粒，明旦下清水二斗，立效。一人昼卧庙中，梦得一饼食之，遂病心腹痞满，饭食减少，一载有余，渐渐瘦弱，腹胀如蛊，服此五七丸，下清黄涎斗余，渐愈。

雄黄一两　礜石一两（一方矾石）　朱砂一两　附子一两（炮）

藜芦一两　牡丹皮一两　巴豆一两　蜈蚣（一条）

上为末，炼蜜丸如小豆大，每服五七丸，冷水送下，无时。服后利下清黄涎水，仍以别药调理。此药可谓如神，合时宜斋戒沐浴净室修合。

《济阳纲目·卷四十七·邪祟·治法》

【按】八毒赤丸的配方中包含了多种有毒药物，如雄黄、礜石、巴豆等，这些药物组合在一起具有强大的驱邪作用。

引：《医统》：戊午秋，甫在杭城过，遇饭店一妇，年三十，颇姿，因往神庙烧香，被热，途中饮凉水一碗，归而腹胀不食，渐觉昏闷，遂至妄言妄见，皆云附邪，巫祷不效，余带有八毒赤丸，因与七粒，令服下，遂下黑汁一桶，其妇遂软而伏卧不言，复进四君子汤，一剂而愈。

【按】暑热与寒饮相搏，加之神庙中的阴气侵袭，导致痰热内生，上扰心神。治疗时先用八毒赤丸驱邪下痰，再用四君子汤调理脾胃，恢复正气。

◇ 案七

许学士《本事方》云：宣和[3]间，天庆观一法师行考召极精严，时一妇人投状，率患人所附，须臾召至，附语云：非我为患，别是一鬼，亦因病人命衰为祟耳。今已成形，在患人肺中为虫，食其肺系，故令吐血声嘶。师掠之曰：此虫还有畏忌否？久而无语。再掠之，良久云：容某说，惟畏獭爪屑[4]为末，酒调服之，则去矣。患家如其言而得愈。此予所目见者也。

《济阳纲目·卷四十七·邪祟·治法》

【注】

[3]宣和(1119—1125年)，是北宋时期宋徽宗的第六个年号，也是最后一个年号。

[4]獭爪屑：杀痨瘵虫。

养生方

养生，是指根据中医理论和方法，采取预防措施和调理方法，以维持人体平衡和健康。

◎ 案一

取破松脂法：以日入时破其阴以取其膏，破其阳以取其脂，等分食之，可以通神灵，凿其阴阳为孔，令方五寸深五寸，还以皮掩其孔，无令风入，风入不可服也。以春夏时取之，取之讫，封塞勿泄，以泥涂之，东北行至丹砂穴下有阴泉水，可饮之。此弘农车君以元封元年入此山食松脂，十六年复下，居长安东市，又在上谷牛头谷，时往来至秦岭上，年常如三十者。

《千金翼方·卷十三·服松柏脂第二》

◎ 案二

四圣不老丹，此方云阳王都完五一翁所传，云渠方伯陕西时授之于一总戎[1]，总戎年九十余。自幼服此丸，精力倍加，胃气强健，饮食日增，寿考弥长，秘而不传，翁恳得之，服之如法，不问寒暑，今年八十有六矣。行步不竾不仁，而谈论膏宜，饮酒可百盏，食饭数碗许，而馐馔果核，尽其席遍，尝之不辍口，且室御数女，皆能有子，人以仙称。予舟往来，两度诣翁，而翁始以是方授予，归笔此以识翁之善云。

松脂（透明者一斤四两，以无灰酒砂锅内桑柴火煮数沸，竹杖搅稠粘，住火以磁器盛水倾入水内，结块又复以水煮之九遍，一日煮干，次日亦如是。如此者三日，通计二十七遍，其脂莹然如玉，尝之不苦不涩乃止。为细末，净用十二两，凡煮脂不宜酒少，少则易干焦，煮之三分之一，就可倾入水）

白茯苓（去皮净）　黄菊花（家种味甘者，去梗蒂净）

柏子仁（去壳纸里捶去油净，各八两）

上为细末，炼蜜丸桐子大。每服七十五丸，清晨好酒下，修合时必择天医、黄道吉星，毋令妇人鸡犬见之。服药亦择吉日。

《万氏家抄济世良方·卷四·服食》

【按】旨在强筋补益、振精力、健胃气、增饮食、补养延年。松脂具有滋补作用，白茯苓健脾安神，黄菊花清热解毒、明目，柏子仁养心安神、润肠通便。

【注】

[1]总戎：统管军事；统率军队。统帅。亦用作某种武职的别称。如唐人称节度使为总戎；清时称总兵为总戎。

◎ 案三

《救急》：茯苓人参散，疗上气胸胁满闷，益心力除谬忘，永不霍乱，能饮食，此方功力，诸药不逮。有人年四十时，因患积痢[2]，羸惫不能起止，形状如七十老人，服此药两剂，平复如旧，久服延年益寿方。

茯苓(二斤，去黑皮，擘破如枣大，清水渍经一日一夜，再易水，出于日中曝干，逐手并为散)

人参七两(捣筛)　甘草一两(炙，切)　牛乳七升

白砂蜜(一升五合)

上五味，以水五升，纳甘草煮取二升，除甘草澄滤，纳茯苓缓火煎令汁欲尽，次纳白蜜、牛乳，次纳人参，缓火煎令汁尽，仍搅药令

调，勿许焦成，日中曝干，捣筛为散，以纸盛之，温乳及蜜汤和吃并得。亦不限多少，夏月水和，当秒。忌海藻、菘菜、大醋。并是大斗大升大秤两也。此方极验，合数剂立效。(出第六卷中。)

《外台秘要·卷十·上气胸满方二首》

【按】人参大补元气，茯苓健脾安神，甘草调和药性，牛乳和蜂蜜则具有滋补润燥的作用。

【注】

[4]积痢：是一种由食积内阻引起的痢疾，也称为饮食内伤痢。

风温案

风温是由风热病邪引起的急性外感热病。多发生于春冬季节，起病较急，初起以发热、微恶寒、头痛、咳嗽等肺卫证候为主要特点。

◎ 案一

臣意尝诊安阳武都里成开方，开方自言以为不病，臣意谓之病苦沓风[1]，三岁四肢不能自用，使人喑，喑即死。今闻其四肢不能用，喑而未死也。病得之数饮酒以见大风气。所以知成开方病者，诊之，其脉法奇咳言曰：脏气相反者死。切之，得肾反肺，法曰三岁死也。

《仓公诊籍》

【按】风邪侵袭人体，首先犯肺卫，导致肺卫失和，出现发热、微恶寒、头痛、咳嗽等肺卫证候。病邪深入，影响脏腑功能，因长期饮酒且感受大风邪气，导致肾气反逆于肺，形成“脏气相反”的危重病症。

【注】

[1]沓风，tàfēng，病名，风病。

◎ 案二

《近效》：肾沥汤[2]，煮散，主除风下气，强腰脚，明耳目，除痰饮，理营卫，永不染时气，诸风疾方。

黄耆六两　芎䓖六两　茯苓六两　五味子六两

防风六两　泽泻六两　独活六两　玄参六两

人参六两　牛膝六两　麦门冬八两(去心)

地骨皮八两　桂心三两　甘草三两(炙)　丹参(五两)

上十五味，切如大豆，分作二十四贴，贴着生姜一两，切，杏仁十四枚，去尖，碎，以水三升煮一贴，取一升，去滓澄清，取九合，顿服。每日一贴，晚间以气下心胸空妙。十服以后身力不可当。常须护惜将养之，以饮食补之，每年春夏秋冬服一剂，胜服肾气丸二十剂，永不患风气，先有诸病自然除瘥。张中丞自服以来，神效不可言，以为乳石力不可比，今服不阙，效验妙。（方云肾沥汤，恐须用猪肾汤煎。）（风疾）

《外台秘要·卷三十一·古今诸家散方六首》

【按】肾沥汤通过补肾强腰、祛风下气、除痰饮、理营卫等作用，调理机体阴阳平衡。

【注】

[2]本方名肾沥汤，但方中无肾，疑脱。

◈ 案三

予曾治五人矣，其不死者惟一妇人，因贫甚且寡，无物可吃耳，余皆三两年后再发。孙真人尝云：吾尝治四五百人，终无一人免于死，非孙真人不能治，盖无一人能守禁忌耳。其妇于本病外，又是百余帖加减四物汤，半年之上，月经行，十分安愈。醉仙散须量人大小虚实加减与之，证候重而急者，须先以再造散下之，候补养得还，复与此药，须断盐酱醋诸般鱼腥椒料水果煨烧炙煿及茄子等物，只可淡果煮熟时菜并乌梢蛇菜花蛇，用淡酒煮熟食之，以助药力。

《济阳纲目·卷八十三·疠风·论》

【按】四物汤加减调养肝血，滋养肝肾，再采用祛风、补气温阳之法，以驱散风邪，恢复气血运行。

湿温案

湿温是外感热病之一，古代统属伤寒。后世认为本病由湿蕴于内，再感温邪而成。

◎ 案一

汉建宁二年，太岁在酉，疫气流行，死者极众，即有书生丁季回从蜀青城山来，东过南阳，从西市门入，见患疫疠者颇多，遂于囊中出药，人各惠之一丸。灵药沾唇，疾无不瘥。市中疫鬼数百千余，见书生施药，悉皆惊怖而走。乃有鬼王见书生，谓有道法，兼自施药，感众鬼等奔走若是，遂诣书生，欲求受其道法，书生曰：吾无道法，乃囊中之药。呈于鬼王，鬼王睹药，惊惶叩头，乞命而走。此方药带之入山，能辟虎狼虫蛇，入水能除水怪蛟蜃。雄黄丸方：

雄黄一两　雌黄一两　曾青一两　鬼臼一两

真珠一两　丹砂一两　虎头骨一两　桔梗一两

白术一两　女青一两　芎藭一两　白芷一两

鬼督邮一两　芜荑一两　鬼箭羽一两　藜芦一两

菖蒲一两　皂荚一两

右十八味，末之，蜜丸如弹子大。绢袋盛，男左女右带之。卒中恶及时疫，吞如梧子一丸，烧一弹丸户内。

《备急千金要方·卷九·辟温第二》

【按】湿邪内蕴，阻滞气机，影响脾胃运化功能，导致水湿停滞。感温邪，则湿热相合，熏蒸于内，形成湿温病。湿温病以发热、身重、胸闷、腹胀、口渴不欲饮。治疗以驱邪，采用清热利湿、解毒化湿等法。

热深厥深案

热深厥深，病证名，指热厥证的一种征象。指邪热越深入，四肢厥冷的症状越严重，皆因阳气被遏，邪气内闭所致。属真热假寒证。

◎ 案一

故济北王阿母自言足热而懑，臣意告曰：热厥也。则刺其足心各三所，按之无出血，病旋已。病得之饮酒大醉。

《仓公诊籍》

【按】饮酒大醉导致体内邪热炽盛，阳气被遏，不能通达四肢，形成热厥证。针刺足心以泻热，使阳气得以通达四肢，从而消除热厥症状。

◎ 案二

菑川王[1]病，召臣意诊脉，曰：厥上为重，头痛身热，使人烦懑。臣意即以寒水拊其头，刺足阳明脉，左右各三所，病旋已。病得之沐发未干而卧。诊如前，所以厥，头热至肩。

《仓公诊籍》

【按】沐发未干而卧导致湿邪入侵，邪气内闭，阳气被遏，形成厥证。寒水拊头以降温，同时针刺足阳明脉以泻热除湿，使邪气得以外散，阳气得以通畅，从而迅速缓解厥证症状。

【注】

[1]刘志（？—前129年），汉朝宗室，西汉济北王、菑川懿王。汉高帝刘邦之孙，齐悼惠王刘肥第十子，汉惠帝刘盈和汉文帝刘恒之侄，齐哀王刘襄和城阳王刘章的十弟，初封安都侯。

大头瘟案

大头瘟是因感受天行邪毒侵犯三阳经络而引起的以头面焮红肿痛、发热为主要特征的温疫病。又称大头病、大头风、虾蟆瘟、大头天行等。多发于冬春两季。由于人体正气不足，感受时行风热邪毒而形成。

◇ 案一

一男子服表散药愈炽，发热便秘，诊其脉沉实，此邪在里也，以大黄汤下之，里证悉退，以葛根牛蒡子汤，浮肿亦消，惟赤肿尚存，更以托里药溃之而愈。

《济阳纲目·卷八·大头瘟》

【按】人体正气不足，抵抗力减弱，天行邪毒乘虚而入，侵犯三阳经络(太阳、阳明、少阳)，导致气血运行不畅，形成大头瘟。大头瘟以头面焮红肿痛、发热，用表散、攻下、托里等方法，以驱邪外出，恢复气血运行。

◇ 案二

一老人冬月头面耳项俱肿痛甚，便秘脉实，此表里俱实病也，饮防风通圣散不应，遂砭串处，出黑血，仍投前药即应，又以荆防败毒散而瘳(chou)。

《济阳纲目·卷八·大头瘟》

【按】邪毒入里，与体内正气相争，形成表里俱实的病状。初期使用防风通圣散未能奏效，需通过针刺放血以泄其毒，放血后继续投用防风通圣散，以发汗达表、疏风退热，随后再以荆防败毒散进一步疏散风邪、解毒消肿，使病情得以痊愈。

色诊案

◇ 案一

扁鹊过齐，齐桓侯客之。入朝见，曰：君有疾在腠理[1]，不治将深。桓侯曰：寡人无疾。扁鹊出，桓侯谓左右曰：医之好利也，欲以不疾者为功。后五日，扁鹊复见，曰：君有疾在血脉[2]，不治恐深。桓侯曰：寡人无疾。扁鹊出，桓侯不悦。后五日，扁鹊复见，曰：君有疾在肠胃间，不治将深。桓侯不应。扁鹊出，桓侯不悦。后五日，扁鹊复见，望见桓侯而退走。桓侯使人问其故。扁鹊曰：疾之居腠理也，汤熨之所也；在血脉，针石之所及也；其在肠胃，酒醪[3]之所及也；其在骨髓，虽司命[4]无奈之何。今在骨髓，臣是以无请也。后五日，桓侯体病，使人召扁鹊。扁鹊已逃去，桓侯遂死。使圣人预知微，能使良医得早从事，则疾可已，身可活也。人之所病，病疾多；而医之所病，病道少。故病有六不治：骄恣不论于理，一不治也；轻身重财，二不治也；衣食不能适，三不治也；阴阳并，脏气不定，四不治也；形羸不能服药，五不治也；信巫不信医，六不治也。有此一者，则重难治也。扁鹊名闻天下。过邯郸，闻贵妇人，即为带下医；过洛阳，闻周人爱老人，即为耳目痹医；来人咸阳，闻秦人爱小儿，即为小儿医；随俗为变。秦太医令李醯自知技不如扁鹊也，使人刺杀之。至今天下言脉者，由扁鹊也。《史记》

《名医类案·卷之十·色诊》

【按】初期：扁鹊认为齐桓侯的疾病在腠理，疾病的初期阶段，容易治疗，中期：疾病发展到血脉，此时治疗难度增加，仍有机会。后期：疾病深入肠胃，甚至骨髓，此时已难以救治。

【注】

[1]腠理：皮肤的纹理和皮下肌肉之间的空隙，是外邪入侵人体的

门户。

[2]血脉：血液流通的脉络。

[3]酒醪：古代用粮食等发酵制成的酒。

[4]司命：古代传说中掌管人寿命的神，此处指即使神也无力回天。

◎ 案二

扁鹊见秦武王，示之病，扁鹊请除。左右曰：君之病在耳之前，目之下，除之未必已矣，将使耳不聪，目不明。扁鹊怒而投石，曰：君与知之者谋之，而与不知者败之。《国策》

《名医类案·卷之十·色诊》

虫毒案

案一

必效疗蛊毒大神验方

大戟桃白皮(东引者以火烘之)　斑蝥(去足翅熬等分)

上三味捣筛为散，以冷水服半方寸匕，一服其毒即出，未出，更一服蛊并出。李饶州法云奇效，若以酒中得，则以酒服，若食中得，以饮服之。(崔氏千金同肘后云斑蝥一分桃皮大戟各二分和枣核大米清饮服吐出蛊十日不瘥更一服千金崔氏云服八捻[1])

《必效方》虫毒篇

【注】

[1]捻：niǎn，用手指搓转。

◎ 案二

尸虫所噬

陈自明云：昔人一女久病劳瘵，为尸虫所噬[2]，磨服神仙追毒丸一粒，吐下小虫甚多，更服苏合丸遂愈(方见《虫症门》)。

《续名医类案·卷之十五·劳瘵》

【注】

[2]噬：shì，咬。

◎ 案三

疗蛔虫方

绿豆三升，煮取浓汁。麻子一大升，研取汁一升以下。然后取麻子汁半升和豆汁一升更暖如卷。令温，正癸即炙羊肉脯令熟。即服之，须臾即吐出或利，其虫已消如帛。练带三二百条，如未尽，更服。即永绝。郭参军云频试，无不瘥者。一方服麻子汁，动，外甚。

《必效方·卷二十六》虫毒篇

◈ 案四

鲤鱼中毒

昔有人食新变鲤鱼中毒，病心腹痛，心下硬，发热烦冤，欲得水洗沃，身体摇动，如鱼得水状。有人诊云：是蛊。其家云：野间相承无此毒。不作蛊治，遂死。

《诸病源候论·卷之二十五》

◈ 案五

蝎毒阴蛇

又甄立言以此蝎毒阴蛇，即非蜂蜈蚣之辈，自有小小可忍者，有经一日一夜不可忍者，京师偏饶此虫，遍用诸药涂敷不能应时有效，遂依角法。以意用竹依作小角，留一节长三四寸，孔径四五分，若指上，可取细竹作之，才令搭得螫处，指用大角，角之气漏不嗍，故角不厌大，大即嗍[3]急瘥，速作五四枚，铛内熟煮，取以角螫处，冷即换，初被螫，先以针刺螫处出血，然后角之，热畏伤肉，以冷水暂浸角口二三分，以角之，此神验，不可以口嗍，毒入。以生油一口灌妇人，遂恶心，其蜈蚣滚在血中吐出，继与雄黄细研，水调服，遂愈。

《必效方·卷第四十·虫伤篇》

【注】

[3]嗍(suō)，用唇舌裹食，吮吸。

◈ 案六

误吞蜈蚣案

有村店妇人，因用火筒吹火，不知筒中有蜈蚣藏焉。用以吹火，蜈蚣惊迸[4]窜入喉中，不觉下胸臆。妇人求救，人无措手。适有人在傍云：可讨小猪儿一个，切断喉，取血，令妇人顿吃之。须臾，

《济阳纲目·卷四十·诸虫·诸虫治验方》

【注】

[4]迸：读作迸(bèng)，部首是辶，本义指奔散，走散。

◈ 案七

诸虫入耳

虫之类能入耳者，不独蚰蜒。如壁虱，萤火，扣头皂角虫，皆能为害。有人患脑痛，为虫所食，或教以桃叶为枕，一夕虫自鼻中出，形如

鹰嘴，人莫识其名。有人蚰蜒[5]入耳，遇其极时以头掸柱至血流不知，云痒甚不可忍。蚰蜒入耳，往又食髓至尽，又能滋生。凡虫入耳，用生油灌妙。

蚰蜒及百虫入耳，取驴乳灌耳中，当消成水。百虫入耳，以桃叶火熨之，卷而塞耳中，立出。

《济阳纲目·卷四十·诸虫·诸虫治验方》

【注】

[5]蚰蜒，是蚰蜒目蚰蜒科蚰蜒属节肢动物。

◈ 案八

苦寸白虫

赵子山，字景高，寓居邵武军[6]天王寺。苦寸白虫为挠，医者戒云：是疾，当止酒。而以素所耽[7]嗜，欲罢不能。一夕醉于外舍，归已夜半，口干咽燥，仓卒无措。适值廊庑间有瓮水，月色下照，莹然可掬。即酌而饮之，其甘如饴，连尽数酌乃就寝。迨[8]晓。虫出盈席，觉心腹顿宽，宿疾遂愈。一家皆惊异，验其所由，盖寺仆日织草屦，浸红藤根水也。

《济阳纲目·卷四十·诸虫·诸虫治验方》

【注】

[6]邵武军：军事行政区。

[7]耽：dān，沉溺

[8]迨：到。

◈ 案九

苦寸白虫

定夫基戡[9]之子康积，苦寸白虫为孽。医者使之碾槟榔细末，取石榴东引根煎汤调服之。先炙肥猪肉一大脔置口中咽，阻其津膏而勿食。云：此虫惟月三日以前其头向上，可用药给攻打。余日即头向下，纵有药皆无益。虫闻肉香咂啖之意，故空群争赴之，觉胸中如万箭攻攒，是其候也。然后，饮前药。蔡悉如其戒不两刻，腹中雷鸣，急登厕，虫下如倾，命仆以枝挑拨，皆联绵成串，几长数丈，尚蠕蠕能动，举而抛于溪流，宿串顿愈。

《济阳纲目·卷四十·诸虫·诸虫治验方》

【注】

[9]读作戡(kān)，主要指用武力平定，也有刺杀的意思。

◎ 案十

金蚕毒

虞氏云：曾治一妇人，因采桑，见桑有金虫如蚕者，被其毒，谓之金蚕毒，腹中绞痛欲死。予以樟[10]木屑浓煎汤与之，大吐，叶出有金丝如乱发者一块，腹痛减十分之七八，又与甘草汤连进二三盏而安。

《济阳纲目·卷四十·诸虫·诸虫治验方》

【注】

[10]樟：常绿乔木。

◎ 案十一

尸虫

虞氏曰：余尝治一妇人，用花椒二分，苦楝根一分，丸服，尸虫尽从大便泄出。

《济阳纲目·卷六十六·传尸劳·取劳虫方》

◎ 案十二

半夏中毒案

武陵良医

唐崔铉[1]镇渚宫[2]，有富商舶居[3]，中夜暴亡，迨晓[4]气犹未绝。邻房有武陵[5]医工[6]梁新[7]闻之，乃与诊视曰："此乃食毒也，三两日非外食耶?"仆夫[8]曰："主翁[9]少出船，从不食于他人。"梁新曰："寻常嗜食何物?"仆夫曰："好食竹鸡[10]，每年不下数百只。近买竹鸡，并将充馔[11]。"梁新曰："竹鸡吃半夏，必是半夏毒也。"命捣姜捩[12]汁抉齿[13]而灌，由是方苏[14]。崔闻而异之，召至安慰称奖，资以仆马钱帛[15]，人京致书于朝士[16]，声名大震，仕至尚药奉御[17]。

《北梦琐言》

【注释】

[1]崔铉：字台硕，唐代进士。初任江陵太守，荆南节度使，开成(836—840年)年间拜相。

[2]渚宫：地名。在今湖北省江陵城内，为春秋时期楚成王所建，即楚国别宫。

[3]舶(bó 伯)居：住在航海大船上。

[4]迨晓：等到天刚亮。

[5]武陵：汉置郡名、隋置县名。今湖南省常德市。

[6]医工：唐代医生职称。职位在医生以上、医师之下。

[7]梁新：唐代民间医生，武陵(今湖南省常德市)人。有丰富的治疗经验，后官至尚药奉御。

[8]仆夫：古时称奴隶为仆，称驾车马的人为仆夫。此指伴随富商的男仆。

[9]主翁：即老主人。

[10]竹鸡：鸟类。其形状像鹧鸪，上体橄榄褐色，胸部棕色，胸的两侧有许多黑褐色斑点。多生活在竹林里，故名竹鸡。

[11]充馔(zhuàn 转)：补充饭食。

[12]捩(liè 列)：绞压之意。

[13]抉齿：抉开牙齿。

[14] 方苏：才醒。

[15]资以仆马钱帛：赠给他仆人、马匹及钱财物品。

[16] 朝士：指朝廷中的官员和高级人士。

[17] 尚药奉御：唐代医官名，主管皇家医药的官员。

虫病案

◈ 案一

江东江南诸溪源间有虫，名短狐溪毒，亦名射工。其虫无目，而利耳能听，在山源溪水中闻人声，便以口中毒射人，故谓射工也。其虫小毒轻者，及相逐者，射著人影者，皆不即作疮。先病寒热，身不喜冷，体强筋急，头痛目疼，张口欠咳，呼吸闷乱，朝旦少苏醒，晡夕辄复寒热，或似伤寒发石散动，亦如中尸，便不能语，病候如此。自非其土地人，不常数行山水中，不知其证，便谓是伤寒发石散动，作治乖僻；毒盛发疮，复疑是瘭疽[1]，乃至吐下去血，复恐疑蛊毒，是以致祸耳。今说其状类，以明其证与伤寒别也。

《备急千金要方·卷十·诊溪毒证第七》

【注】

[1]瘭 biāo，瘭疽，手指头肚儿急性发炎化脓的病，严重者会引起末节指骨坏死。中医称“蛇头疔”。

◈ 案二

昔冠军将军武威太守刘子南从尹公受得务成子萤火丸[2]，以永平十二年，于北界与虏战败绩，士卒略尽，子南被围，矢下如雨，未至子南马数尺，矢辄堕地，虏以为神人，乃解围而去，子南以方教子及诸兄弟为将者，皆未尝被伤，累世秘之，汉末青牛道士得之，以传安定皇甫隆，隆以传魏武帝，乃稍有人得之。故一名冠军丸，一名武威丸，务成子萤火丸，主辟疾病，恶气百鬼，虎狼蛇虺，蜂虿诸毒，五兵白刃，盗贼凶害。方：

荧火[3]一两　鬼箭[4]（削取皮羽）一两　蒺藜一两　雄黄二两

雌黄二两　矾石二两烧汁尽段

羊角一两半　锻灶灰一两半　铁锤柄一两半[5]（人铁处）（烧焦）

右九味，捣筛为散，以鸡子黄并丹雄鸡冠一具和之，如杏仁大，作三角绛囊盛五丸，带左臂。若从军系腰中勿离身，若家挂户上，甚辟盗贼，绝止也。

《千金翼方·卷十阴易病已后劳复第七》

【注】

[2]务成子萤火丸：是一种古老的辟邪防疫药方，具有辟疾病、恶气、百鬼、虎狼蛇虺、蜂虿诸毒、五兵白刃、盗贼凶害等多种功效。

[3]荧火：萤火虫

[4]鬼箭：鬼箭羽

[5]铁锤柄一两半(入铁处)(烧焦)：铁锤柄入铁处烧焦是指在打铁过程中，铁锤的木柄与铁锤接触的部分因高温烧焦的木炭。有活血祛瘀、祛风除湿、消肿止痛之用。

◎ 案三

临菑[3]汜里女子薄吾病甚，众医皆以为寒热笃，当死不治。臣意诊其脉，曰：蛲瘕。蛲瘕为病，腹大，上肤黄粗，循之戚戚然。臣意饮以芫花一撮，即出蛲可数升，病已，三十日如故。病蛲得之于寒湿，寒湿气宛笃不发，化为虫。臣意所以知寒薄吾病者，切其脉，循其尺。是虫气也。其色泽者，中脏无邪气及重病。

《仓公诊籍》

【按】寒湿内聚过久，未及时发散，导致寒湿之气转化为虫，形成了“蛲瘕”之病。寒湿之邪侵袭人体，影响脏腑功能，特别是脾胃功能受损，导致气机不畅，湿浊内生，进而形成虫积。

【注】

[3]临菑：临淄区，隶属山东省淄博市。

◎ 案四

李副统女子，年十三，壹服取虫一抄，终身不发。

追虫散

取寸白虫[4]黄丹[5]半两(炒)　锡灰[6]一两(罗)　定粉二两

上同研极细末，每服一钱，先烧猪肉五片吃了，后以生油一口许：调药服，至晚取下，妇人有胎不可服。

《济阳纲目·卷四十·诸虫·治一切虫方》

【注】

[4]寸白虫：即绦虫的别称。

[5]黄丹：中药名，处方用名为“铅丹、黄丹、广丹、东丹”，别名“铅丹，陶丹，铅黄，黄丹，红丹，丹粉，国丹，朱粉，松丹，东丹，朱丹，章丹，桃丹粉”等。本品为纯铅加工而成的四氧化三铅。是用铅、硫磺、硝石等合炼而成的。

[6]锡灰：是景德镇古代常用的一种助熔剂，用锡和铅配合经熔制而成。

◎ 案五

应声虫永州通判厅军员毛景，得奇疾，每语，喉中必有物作声相应。有道人教学诵本草药名，至蓝而默然。遂取蓝握汁而饮之，少顷吐出肉块，长二寸余，人形悉具。刘襄子思为永卒，景正被疾，逾年亲见其愈。

《济阳纲目·卷四十·诸虫·诸虫治验方》

◎ 案六

杨勔中年得异疾，每发言应答，腹中有小声效之。数年间，其声寖大。有道士见而惊曰：此应声虫[7]也。久不治，延及妻子。宜读本草，遇虫不应者，当取服之。勔如言读至雷丸，虫忽无声，乃顿服数粒，遂愈。

《济阳纲目·卷四十·诸虫·诸虫治验方》

【注】

[7]应声：是在中国与日本的随笔集可以见到的一种怪病，应声虫被认为是引起这种怪病的寄生虫，栖息在人的肚子里。宿主每当发出声音时，肚子里就会有很小的声音效仿，且会越来越大声。用雷丸就可以治疗。

◎ 案七

酒虫齐州士曹席进孺，招所亲张彬秀才为馆舍，彬嗜酒，每夜必置数升酒于床隅，一夕忘设焉，夜半大渴，求之不可得，忿闷[8]忽躁。俄顷，呕吐一物于地。旦起视之，见床下块肉如肝而黄，上如蜂窝，犹微动，取酒沃[9]之，唧唧[10]有声，始悟平生酒病根本。亟[11]投诸水火，后遂不饮。

《济阳纲目·卷四十·诸虫·诸虫治验方》

【注】

[8]忿闷：郁闷生气。

[9]沃：wò，灌。

[10]唧唧，jījī，指叹息声。

[11]亟：多次。

虫伤案

虫兽伤是指由于虫兽叮咬或伤害所引起的一系列疾病。

◇ 案一

治虿[1]螫方

彭成夫人夜之厕，虿螫其手，呻吟无赖[2]，华佗令温汤渍[3]手，数易汤，常令暖，其旦则愈。

《济阳纲目·卷九十·虫兽伤·治诸虫伤方》

【注】

[1]虿(chài 瘥)螫(shì 誓)：毒虫刺伤。虿：蝎子一类的毒虫。

[2]无赖：无奈何。

[3]渍：zì，浸。

◇ 案二

治蜈蚣咬方

一男子为蜈蚣入咽喉中咬之，垂死之际，一医令杀生鸡血[4]乘热灌之喉中，蜈蚣即出而愈，实良方也。一方用鸡粪涂之。一方用竹叶清研汁敷之，立愈。一方用南星磨汁敷之，累效。一方用香附嚼擦串处，立效。一方用独头蒜磨螫处，立愈。一方用蜗牛研取汁，滴入咬处。一方取蜘蛛一枚安咬处，当自饮毒，如蜘蛛死而毒未止，更易生者。一方嚼盐敷其处，次以盐汤洗之。一方头垢塞之，不痛则痒。一方用生白矾、枯白矾等分为末，水调擦患处。一方以菜油三钱倾地上，以指擦地上油擦咬处即可，不可令四眼见。

用生鸡血敷上，立愈，累效。

《济阳纲目·卷九十·虫兽伤·治诸虫伤方》

【注】

[4]鸡血：鸡血为雉科动物家鸡的血。

◎ 案三

治虎犬咬方

用野生菜捣烂，塞所伤处，中满不必换，自然新肉长出而愈。曾有人被咬已死，用此方治之。一方取青布紧卷，烧一头，纳竹筒中射疮口，令烟熏入疮口中，佳。一方用莓子叶杵细，涂之。按本草莓子叶即猪膏莓[5]，能治虎犬咬伤。一方浓煮葛根汁洗十数遍，及捣为散，以葛根汁服方寸匕，日五，甚者夜二。一方浓煮生铁令有味，洗之。一方先吃清油一碗，次用油洗伤处。一方用砂糖水调涂，并服一二碗。

《济阳纲目·卷九十·虫兽伤·治诸兽伤方》

【注】

[5]猪膏莓：味辛、苦，平，无毒。主金疮，止痛，断血生肉，除诸恶疮，消浮肿。

◎ 案四

禁蛇啮方

禁蛇啮方。高元海大李参军送。咒曰：某郡某县里，男女姓名，年若干，于某年月日时，于司国时市某处为某色蛇螫[6]某处。阴咒云：你是巳功曹，我是亥明府，你若不摄毒，吾当掐你口。闭气随想掐蛇口，蛇口在食指第二节白肉际纹，以手大指甲掐之，各自以其手屈食指掐之，闭气急掐。若螫右手，右手掐；左手，左手掐。螫当中，两手尽掐。急忘任放手肿处，手刺去血，即便瘥。

《外台秘要·卷四十》

【注】

[6]螫：(shì 或 zhē)部首为虫，总笔画数为 17 笔，毒虫或毒蛇咬刺。

中毒案

◈ 案一

郑长卿资政说：少时随父太宰[1]，官怀州将官，服仙茅遇毒，舌胀出口，渐大与肩齐，众医环视不能治。一医独曰：尚可救，少缓无及矣。取小刀厘其舌，随破随合，厘治百数，始有血许，医喜曰：无害也。舌应时消缩小，即命煮大黄、硝石数杯，连服之。并以药末掺舌上，遂愈。又盖谅郎中说：其兄诜因感疾，医卢生劝服附子酒，每生切大附子二两，浸以斗酒，旦起辄饮一杯，服之二十年后再为陕西漕使。谅自太学归，过之南乐县拉同，行中途晓寒，诜饮一杯竟，复令温半杯，皆酒至自觉微醉，乃与妻使饮，行数里，妻头肿如斗，唇裂血流。下驻路旁，随行李职医告之，李使黑豆、绿豆各数合，生嚼之，且煎汤并饮。至晓，肿始消。诜仍服之不辍，到长安数月失明。遂致仕，时方四十二岁。

《类编朱氏集验医方·卷之十四·中毒门·治方》

【注】

[1]太宰：天官冢宰，官名，太宰的别称。太宰原为掌管王家财务及宫内事务的官。

◈ 案二

佗治一人，忽患胸中烦懑，面赤不食。诊之，曰：君胃中有虫，欲成内疽，腥物所为也。即作汤二升，再服，须臾吐出虫三升许，头赤而动，半身犹是生鱼脍，所苦遂愈。

《名医类案·卷之七·诸虫》

◈ 案三

江南溪涧中，有射工毒[2]，或因雨潦，逐水而入人家，含沙射人之影，得之寒热心乱，头目俱痛，亦如中尸，卒不能语。又有水毒虫，一名溪温，得之，病同射工，但有烂疮为射工，无疮为溪温。又有沙虱[3]，细如疥虫，遇阴雨则行出草间，着人则入皮里，痛如针刺。是三者，为病朝轻暮重，手足冷至肘膝，二三日腹中如虫食人。下部脐中生疮，不痛不痒，急视下部有疮，赤如截肉者为阳毒，最急。如鲤鱼齿者为阴毒，稍缓。要皆杀人，不过二十日也。

用蒜擂浓汁煎温洗之，是水毒当发赤斑，否则非也。当以他药调治，消水毒饮子主之。或云：中蛊毒者，令人心腹绞痛，如有物吐出，皆如烂肉，若不即治，食人五脏即死。验令病人唾水沉者即是。有人行蛊毒以病人，若欲知其姓名者，以败鼓皮烧作末，饮服方寸匕，须臾，自呼蛊家姓名，可语之，令呼唤将去则愈，治之亦有方。

《济阳纲目·卷四十二·蛊毒·论》

【注】

[2]射工毒，又称短狐、蜮，常潜伏在山间溪水中。它们通过口中的横骨，以气射人影的方式使人致病。

[3]沙虱是一种细如疥虫的昆虫。

误吞水蛭案

◇ 案一

吴少师在关外，尝得疾，数月间肌肉消瘦，每日饮食下咽，少时腹如万中攒[1]攻，目痒目痛，皆以为劳瘵[2]也。张锐是时在成都，吴遣驿骑招致，锐到兴元，既切脉，戒云，明日早且忍饥，勿啖[3]一物，俟锐来为之。计旦而往，天方剧暑，白请选一健卒，往十里外取行路黄土一银盂，而令厨人旋治面，将午乃得食，才放著，取土适至，于是温酒一升，投土搅其内，出药百粒，进于吴饮之，觉肠胃击痛，几不堪忍，急登溷[4]，锐密使别坎一穴，便掖吴以行，须臾，暴下如倾，秽恶斗许，有马蝗千余。宛转盘结，其半已困死。吴亦惫甚，扶憩竹榻上，移时方餐粥一器，三日而平。始信去年正以夏夜出师，中途燥渴，命候兵持马盂挹涧水，甫入口，似有物焉，未暇吐之，则径入喉矣。自此遂得病。锐曰：中入人肝脾里，势须滋生，常日遇食时则聚丹田间，吮咂精血，饷则散处四肢，苟惟知杀之而不能扫尽，故无益也。锐是以请公枵腹以诱之，此虫喜酒，又久不得土味，乘饥毕集，故一药能洗空之耳。吴大喜，厚赂以金帛，送之归。

《济阳纲目·卷四十·诸虫·诸虫治验方》

【注】

[1]攒：zǎn 聚集。

[2]瘵 zhài，指痨病。

[3]啖：吃，咬着吃硬的或囫囵吞整的食物。

[4]溷：厕所。

◇ 案二

宁国卫承务者，唯一子，忽得疾羸瘦如削。医以为瘵[5]疾，治疗无益。医刘大用问其致疾之由因，曰尝以六月饮娼家醉卧桌上，醒渴求水不得，前有菖蒲盆水清净，举而饮之，自是疾作。刘默喜，密遣仆掘田间淤泥，以水沃漻[6]，取清汁两碗，置几上。令随意饮，卫子素厌疾苦，不以秽[7]为嫌，一饮而尽。俄，肠胃间攻转搅刺，久之始定，续投以宣药百粒，随即同泻下水蛭六十余条，便觉襟抱豁然。刘曰：此盖盆中所误吞也。蛭入人腹，寄膏血滋养，蕃育种类，每粘着五脏，牢不可脱，然久去虫渠，思其所嗜，非以此物致之，不能集也。然尪羸，别以药调补。

《济阳纲目·卷四十·诸虫·诸虫治验方》

【注】

[5]瘵疾：zhài jí，疫病，痨病。

[6]漻：liáo 或 liú，(水)清澈。

[7]秽：huì，弄脏。

◎ 案三

有人因醉，薄暮渴饮道旁田水，自此忽患胸腹胀满，遍医不效。人亦莫识其病，因干，宿客邸，夜半思水饮，仆觅之，仆夜扪[8]索见有缸数只，疑店主以此贮水，遂取一碗，与其主饮，便觉胸次豁然，再索之，忽觉脏腑急，于店后空地大泻一二行。平明视之，所泻乃水蛭无数。继看夜来所饮缸水，乃主人刘蓝作淀者，其病顿愈。方思前时渴饮田水，不觉误吞水蛭在腹，遂成胀痛之疾，乃蛭为害。今人耘田为此虫所啮，以淀涂之，无不愈也。

《济阳纲目·卷四十·诸虫·诸虫治验方》

疮毒案

疮，属于皮肤病的一种，患者发病的表现为皮肤化脓、疼痛、红肿，导致这种疾病发生大多是由风湿热客于肌肤郁结蕴滞所引起，多发生在人体的小腿足踝处。

疔毒：是中医的一种疮疡疾病，是指发生于皮肤表面的痈、疽、疮，或体内的热毒所致的各种疾病。

◇ 案一

治疗疮毒气攻心欲死，以针刺其疮向心行处，但觉痛有血处下锭子；若累刺至心侧近，皆不痛无血者，急针百会穴，痛有血者下锭子；若无血，以亲人热血代之，犹活三四。况疮初发，无有不效。大抵疔疮生于四肢及胸背、头项、骨节间，唯胸背、头项最急。初生痛痒不常，中陷如疔盖，撼之有根，壮热恶心是也，回疮蟾酥锭子。

天南星一钱　疑冬花一钱　巴豆仁一钱　黄丹一钱

白信一钱　独活五分　斑蝥十个（去头足）

上为极细末，用新蟾酥和药如黍米大，捻作锭子。每遇疔疮，先以针刺其疮，必不知痛，有血出者，下锭子；如觉痛不须再用，若更不知痛，再随疮所行处，迎夺刺之，至有血知痛即止。其元疮亦觉疼痛，以膏药敷之，脓出自瘥。

用锭子法度：以银作细筒子一个，约长三寸许，随针下至疮痛处，复以细银丝子内药于筒内，推至痛处。乳香托里散（同前所传）

《外科精义·卷下·刘守真疮论》

◇ 案二

又疗前疮定讫，令生肌方。（黄四员外云极效。）

麝香两钱　枣皮灰半两　生麻油六合

上三味，依法和，用火重汤上煎十余沸，稀稠前药相似，取故帛涂膏贴疮上，膏渐取瘳[1]减，唯得吃白羊头肉，但是豆并不得吃，余如药法。

《外台秘要·卷二十四·发背方四十一首》

【注】

[1]瘳：chōu，病愈。

斑疮案

天行斑疮：出《外台秘要》卷三。由热毒蕴结肌肤所致。生于头面及全身，皮肤发癍，状如锦纹。上戴白浆，破烂成疮。甚则可伴烦躁谵语。愈后可留紫色瘢痕，日久方退。类似天疱疮。

◈ 案一

唐·王焘云：比岁有病天行发斑疮，头面及身须臾周匝[1]，状如火烧，疮皆带白浆水，随破随生，不治，数日必死。治后，疮瘢黯，一岁方灭。此恶毒之气所为，以水煮升麻，绵沾洗之。若酒煮弥佳，但躁痛不可忍也。又云：建武中，南阳击虏，初呼为虏疮，诸医参详疗之方，取好蜜摩疮上，以蜜煎升麻数拭之。

《续名医类案·卷三十六·斑疮》

【注】

[1]匝 zā，周，环绕一周叫一匝。

◈ 案二

唐王琰云：比岁有病天行发斑疮，头面及身须臾周匝，状如火烧疮，皆戴白浆水，随快随生。不治，数日必死；治后疮瘢黯，一岁方灭。此恶毒之气所为，以水煮升麻，绵沾洗之，苦酒煮弥佳，但躁痛不可忍也。又云：建武中，南阳击虏初呼为虏疮，诸医参详疗之，方取好蜜摩疮上，以蜜煎升麻数拭之《外台秘要》

《续名医类案·卷之五十八·斑疮》

疔案

中医指发病迅速并有全身症状的小疮，坚硬而根深，形状像钉。

◎ 案一

又疗一切丁肿方。臣以真观四年，忽口右角患丁肿，造甘子振，其子振每为贴药，十日不瘥。臣以此疗之，一如方说，自是常作此方以救诸人，未说有不愈者，故特论之，以传后世。丁肿方殆有千首，皆不及齐州荣姥方，亦不胜此物造次易得也。

取苍耳根、茎、子等，烧作灰，以酢泔淀和如泥，涂上，干即易，不过十余度，即拔根出。

《外台秘要·卷三十·十三种疔肿方一十二首》

◎ 案二

刘禹锡纂《柳州救三死方》云：元和十一年得疔疮，凡十四日，益笃。善药敷之皆莫知。长药贾方伯教用蜣螂肉，一夕而百苦皆已。明年正月，食羊肉，又大作，再用亦如神效。其法一味贴疮半日许，可再易，血尽根出遂愈。蜣螂心腹下度取之，其肉稍白是也。所以云食羊肉又大作者，盖蜕螂食羊肉故耳。用时便禁食羊肉。其法盖出葛洪《肘后方》也(《本草》)。

《续名医类案·卷之五十五·疔》

◎ 案三

韩光治疗极神效。贞观初，卫州徐使君访得此方：用艾蒿一担烧作灰，于竹筒中淋取汁一二合，和石灰如面浆，以针刺疮中至痛，即点之。点三遍，其疗自拔，亦大神验。贞观中，用治三十余人得差，故录之《千金方》。

《续名医类案·卷之五十五·疔》

脱肛案

脱肛即肛门脱出，是指肛管、直肠，甚至部分乙状结肠移位下降，由肛门脱出的一种症状。

◈ 案一

东垣云：一老仆脱肛日久，近复下痢，里急后重，白多赤少，不任其苦。此非肉食膏粱者也，必多蔬食，或饮食不节，天气已寒，衣盖又薄，寒侵形体。不禁而肠头脱下者，寒也，滑也。真气不禁，形质不收，乃血脱也。此乃寒滑，气泄不固，故形质下脱也。当以涩去其脱而除其滑，以大热之剂除寒补阳，以补气之药升阳益气，以微咸之味固气上收，名之曰诃子[1]皮散，一服减半，再服痊愈。

《济阳纲目·卷二十二·下·滞下·论脱肛》

【注】

[1]诃黎勒：诃子，主冷气，心腹胀满。

◈ 案二

一方治肠头出。一女子脱肛，医用糯米一勺浓煎饮，去米候洗肛温柔，却先以砖一片火烧通红，用醋沃湿，以青布铺砖上，坐肛于青布上，如热则加布令厚，其肛自吸入腹中而愈。

用皂角熏，次用蚰蜒[2]一个，入蜜浸，去蚰蜒，将蜜调土朱敷上即入。

《济阳纲目·卷九十六·脱肛·治脱肛杂方》

【注】

[2]蚰蜒：yóu yán，为蚰蜒科蚰蜒属的一种夜行性食肉节肢动物，别名草鞋底。

◈ 案三

张景周先生守广信，患脱肛，四旬余不收，诸治不效，苦甚。有医士林者，用天花粉一味为末，以豚脂鸭羽涂上，即润泽，如有物抽吸，俄顷收入。求其法，乃出《千金方》也。

《名医类案·卷之八·脱肛》

疝　案

疝又名溃疝、㿗疝。为疝病的一种。指寒邪侵犯肝胃二经，内蓄瘀血所致少腹拘急疼痛、牵引睾丸，或下腹部包块、内裹脓血的疾患。

◎ 案一

齐郎中令循病，众医皆以为蹶[1]入中，而刺之。臣意诊之，曰："涌疝也，令人不得前后溲。"循曰："不得前后溲三日矣。"臣意饮以火齐汤，一饮得前〔后〕溲，再饮大溲，三饮而疾愈。病得之内。所以知循病者，切其脉时，右口气急，脉无五脏气，右口脉大而数。数者中下热而涌，左为下，右为上，皆无五脏应，故曰涌疝。中热，故尿赤也。

石膏一两　玄参三两　人参三两　知母一钱

黄连三钱　茯神一两　白芥子三钱

《仓公诊籍》

【按】石膏以降胃火，玄参以清浮游之火，知母以降肾火，黄连以降心火，茯神以清心，引诸火从小便而出，白芥以消痰，则神清而心定，然非多加人参，则胃气消亡，又安能使诸药之降火哉？此方之所以妙而神也。

【注】

[1]蹶：juě，jué，竭尽。

◎ 案二

烟熏案

一方治烟熏致死者。锦衣杨永兴厨下夜间回禄，凡睡此房已死将死者，灌以萝卜汁，良久悉愈。凡罹此患者，以此治之其应如响。

用萝卜捣烂取汁，灌之即苏。

《济阳纲目·卷八十九·烫火伤·治烟熏方》

跌打损伤案

◇ 案一

万全神应丹出箭头、鱼骨、针、麦芒等，远近皆治之。

莨菪科(即天仙子苗[1]也)于端午日前一日，持不语戒遍寻上项科。见即取酌中一科根、枝、叶、实全者，口道：先生，尔却在这里。道罢，用柴灰自东南为头围了，用木篦子撅起周回土。次日端午日日未出时，依前持不语，用木橛只一撅，取出水洗净，不令妇人、鸡犬见，净室中石臼内捣为泥，丸如弹子大，以黄丹为衣，以纸袋封，悬在高处阴干。若有着箭不能出者，以绯绢袋盛此药一丸，放脐中，用绵裹肚系定。先用象牙末贴疮上，后用此药。若箭疮口生合，用刀子微刮开，以象牙末贴之，随出。陕西行省出军，曾用有效。

《医学纲目·卷之二十·心小肠部·攧扑伤损·箭头入肉》

【注】

[1]天仙子苗：定痫，止痛。治癫狂，风痫，风痹厥痛，神经痛，喘咳，胃痛，久痢，久泻，脱肛，牙痛，痈肿，恶疮。《本经》：主齿痛出虫，肉痹拘急。

《别录》：疗癫狂风痼[2]，颠倒拘挛。

◇ 案二

昔有人伤折，宜用生鱼，寻捕一龟，将杀，患人忽梦见龟告曰：勿相害，吾有奇方可疗。于梦中授此方，神效。二生膏治跌打伤筋损骨，疼痛不可忍。

生地黄一斤(姜酒炒)　生姜(四两)　藏瓜[2]一斤　姜糟一斤

上捣烂，同炒匀，乘热以布裹罨伤处，冷则易之。先能止痛，后整骨，大有神效。

《济阳纲目·卷八十六·折伤·治折伤外敷方》

【注】

[2]藏瓜：攀援藤本；茎木质，枝粗壮，具棱沟，粗糙，幼时被长柔毛，后渐脱落变光滑无毛。

◎ 案三

一方治打扑伤损及一切肿痈未破，令内消。

昔许元公入京师赴省试，过桥坠马，右臂臼脱，路人语其仆曰：急与挼[3]入臼中，若血渍臼则难治矣。仆用其说，许以昏迷不觉痛，遂僦轿舁归邸。或曰：非录事巷田马骑，不能了此疾。急召之至，已日暮，因秉烛视其面曰：尚可治。乃施药封此处，至中夜方苏，达旦痛止，其封损处已白，其青瘀乃移在臼上，自是日日易之，肿直至肩背，以药下之，泻黑血三升，五日复常，遂得赴试，盖用此法云。

生地黄(研如泥)　木香(为细末)

上以地黄膏随肿大小摊于纸上，撒木香末一层，又再摊地黄膏，贴肿上，不过三五度即愈。

《济阳纲目·卷八十六·折伤·治折伤外敷方》

【注】

[3]挼：推。

散被欧瘢痕方

用熟麻油、黄酒各二碗同煎数沸，服毕卧火烧热地上一夜，痛止肿消无痕。

有打伤人者，仇家阴令术士以此治之，次日验，即无毫伤痕。

《济阳纲目·卷八十八·杖打伤·治杖疮消瘀方》

妇人尿血

◎ 案一

齐王太后病，召臣意入诊脉，曰：风瘅客脬，难于大小溲，溺赤[1]。臣意饮以火齐汤，一饮即前后溲，再饮病已，溺如故。病得之流汗出滫滫者，去衣而汗晞也。所以知齐王太后病者，臣意诊其脉，切其太阴之口，湿然风气也。脉法曰：沉之而大坚。浮之而大紧者。病主在肾。肾切之而相反也，脉大而躁。大者，膀胱气也；躁者，中有热而溺赤。

《仓公诊籍》

【注】

[1]溺赤：证名。指小便色红。

◎ 案二

妇人腹痛

齐北宫司空命妇出于病，众医皆以为风入中，病主在肺，刺其足少阳脉，臣意诊其脉，曰：病气疝，客于膀胱，难于前后溲，而溺赤。病见寒气则遗溺，使人腹肿。出于病得之欲溺不得，因以接内。所以知出于病者，切其脉大而实，其来难，是厥阴之动也。脉来难者，疝气之客于膀胱也。腹之所以肿者，言厥阴之络结小腹也。厥阴有过则脉结动，动则腹肿。臣意即灸其足厥阴之脉，左右各一所，即不遗溺而溲清，小腹痛止。即更为火齐汤[2]以饮之，三日而疝气散，即愈。

《仓公诊籍》

【按】石膏以降胃火，玄参以清浮游之火，知母以降肾火，黄连以降心火，茯神以清心，引诸火从小便而出，白芥以消痰，则神清而心定，然非多加人参，则胃气消亡，又安能使诸药之降火哉？此方之所以妙而神也。

乳石案

日乳岩，也名奶岩、石奶、乳石，也就是乳房出现质地坚硬如岩石的一种疾病，也就是西医中的乳腺癌。

◎ 案一

又疗乳石发，樊尚书传，萧亮常服良验。余因热重盛，切虑不安，遍于李虔祐率更吴升咨议处求解法，亦称此味奇绝方。

甘草二两（炙） 生犀角一两半（屑）萎蕤[1]三两

上三味，切，以水四升，煮取一升半，分服甚效。

《外台秘要·卷三十八·乳石发动热气上冲诸形候解压方五十三首》

【按】肝气郁结，气机不畅，导致瘀血内生，阻滞乳络。饮食不节导致湿热内生，与瘀血相互交织，形成乳石。长期情志不舒、饮食不节等因素导致正气亏虚，无力驱邪外出，使乳石逐渐增大。生犀角等清热解毒的药物，消除体内湿热之邪。配合桃仁等活血化瘀的药物，消除瘀血，疏通乳络。清热解毒、活血化瘀的同时，使用甘草等扶正药物，增强机体正气，驱邪外出。

【注】

[1]萎蕤：葳蕤，玉竹。

◎ 案二

又疗石热将行，体微饬啬，郎此方从叔汾州刺史河东公口受此法，余久服石，每服此饮颇甚为效方。茱萸一两萎蕤一两豉心一升葱白一握上四味，切，以水四升，煮取减半，分服。

《外台秘要·卷三十八·乳石发动热气上冲诸形候解压方五十三首》

【按】茱萸、萎蕤、豉心、葱白等药材，均有清热、滋阴、行气。

阴萎案

阴痿：阴，阴部、阴器(男子指外生殖器官一阴茎；女子指外阴及阴道等生殖器官)；痿，同萎，萎弱无力。阴痿男女皆有之。

◎ 案一

丹溪曰：胞兄二十余岁，玉茎挺长，肿而痿，皮塌常润，磨股不能行，两胁气上，手足倦弱。先以小柴胡、黄连大剂行其湿热，略加黄柏降其逆上之气，其挺肿渐收减及半，但茎中有坚块未消。遂以青皮一味为君，佐以散风之剂，未服，外以丝瓜汁、五倍子末敷而愈。

《济阳纲目·卷九十八·前阴诸疾·论》

【按】湿热与瘀血相互交织，阻滞于前阴经络，导致气血不能滋养阴器，出现萎弱无力的症状。足厥阴肝经循行于前阴，湿热之邪侵袭肝经，导致肝经湿热。湿热与瘀血阻滞气机，导致气机升降失调小柴胡汤、黄连等，清除体内的湿热之邪。使用散风药物，如青皮等，配合行气药物，如黄柏等，促进气机的畅通。丝瓜汁、五倍子末等，具有收敛生肌、解毒消肿。

◎ 案二

东垣阴痿阴汗及臊臭论云：一富者前阴间尝闻臊臭，又因连日饮酒，腹中不和，求予治之。予应之曰：夫前阴者，足厥阴肝之脉络，循阴器出其挺末。凡臭者，心之所主，散入五方，为五臭，入肝为臊臭，此其一也。当于肝经中泻行间是治其本，后于心经中泻少冲以治其标，如恶针当用药除之，治法当求其本。连日饮酒，夫酒者，气味俱能生湿，是风、湿、热合于下焦为邪，故经云：下焦如渎。又云：在下者引而竭之。酒是湿热之水，亦宜决前阴以去之，是合下焦二法治之。

《济阳纲目·卷九十八·前阴诸疾·论》

【按】通过针刺行间等肝经穴位或使用泻肝经湿热的药物，清除肝经湿热。引热同归小便中：利用下焦如渎的生理特点，通过利尿作用将湿热之邪从小便中排出。

内障案

内障，主要指发生于眼内部的疾病。

◎ 案一

张台卿尝苦目障，京师医者令灸肝腧穴，遂转不见物，因得此方，眼目遂明。治年久丧明内障，诸药灸火无效者，活命羊肝丸最妙。

白羯羊肝(只取子肝一片，薄切新瓦上焙)

熟地黄(一两半，砂仁炒)　菟丝子一两　蕤仁一两

决明子一两　车前子一两　麦门冬一两　地肤子一两

泽泻一两　防风一两　黄芩一两　白茯苓一两

五味子一两　桂心一两　杏仁一两(炒)　细辛一两

枸杞子一两　茺蔚子一两　苦葶苈一两　青葙子一两

上为细末，炼蜜丸如桐子大，每服三四十丸，温水下，日三服，不拘时候。

《济阳纲目·卷一百零一·中·目病中·治目内障方》

【按】熟地黄、菟丝子、枸杞子滋补肝肾；决明子、车前子、地肤子清热明目；防风、黄芩祛风除湿。

◎ 案二

一男子内障翳，治无效，因以余剂遗之，一夕灯下语其家曰：话偶有所见，如隔门缝见火者。及旦视之，眼中翳膜俱裂如线。张云：此药灵异，勿妄与人，忽之则无验。予益信之，且欲广其传也。

《济阳纲目·卷一百零一·中·目病中·治目内障方》

◎ 案三

内障翳男子案

明州[1]定海人徐道亨者，事母至孝，因患赤眼而食蟹，遂成内障，凡历五年，虽抱目疾，笃孝不衰，忽梦一僧人授以此方，神授羊肝丸，制而服之，百日复明。

夜明砂(洗净)、当归、蝉壳、木贼(去节，各一两)

上为末，用羊肝四两水煮烂，捣如泥，入前药和为丸如桐子大，食后温汤下五十丸。

《济阳纲目·卷一百零一·中·目病中·治目内障方》

【按】徐道亨因患赤眼而食蟹，遂成内障。后得神授羊肝丸，服之百日复明。该方剂以羊肝为主药，具有养肝明目的作用；辅以夜明砂、当归、蝉壳、木贼等药物，共同发挥清热明目、活血化瘀的功效。

【注】

[1]明州，为南北朝时期梁朝设置的州，治所在交谷县(今越南河静省境)。隋大业初，州废。

◎ 案四

视物不清案

一壮年人忽早起视物不见，就睡片时，略见而不明，食减倦甚，脉缓大，重则散而无力，意其受湿所致，询之果卧湿地半月，遂以白术为君，黄芪、茯苓、陈皮为臣，附子为使，十余帖而安。

《济阳纲目·卷一百零一·上·目病上·论》

【按】因卧湿地半月而受湿邪侵袭，导致视物不清。通过补脾祛湿的治疗原则，使用白术、黄芪、茯苓、陈皮等药物，以及附子温阳化湿，最终恢复视力。这体现了中医“虚则补之”的治疗思想。

◎ 案五

目不明案

罗谦甫云：郎中张子敬年六十七岁，病眼目昏暗，微黑色，皮肤不泽，六脉弦细而无力。一日出视治眼二方，问予曰：可服否。予曰：此二方以黄连大苦之药为君，诸风药为使，目人年五十，胆汁减而目不明。《内经》云：土位之主，其泻以苦。诸风药亦能泻土，人年七十，脾胃虚而皮肉枯，重泻其土，使脾胃虚而不能营运荣卫之气，滋春元气，胃气不能上行，膈气吐食，诸病生矣，又况年高衰弱，此药不服可也。只宜慎言语，节饮食，惩忿窒欲，此不治之治也。子敬以为然，明年春除关西按察使，三年致仕回还，精神清胜，脉遂平和。此不可妄服寒凉之剂也。《内经》云：征伐无过，是谓太惑，解之可也。

《济阳纲目·卷一百零一·上·目病上·论》

【按】张子敬年高体弱，眼目昏暗。郎中欲以黄连大苦之药为君的，但罗谦甫认为此药过于苦寒，恐伤脾胃之气。因此建议张子敬慎言语、节饮食、惩忿窒欲，以不治之治的方法调养身体。最终张子敬精神清胜，脉遂平和。这体现了中医“不可大苦大寒，恐伤中”的治疗原则，以及“上工治未病”的预防思想。

目盲案

目盲，病名。见《素问·生气通天论》。即失明。俗称瞎眼。指目茫茫无所见。

◇ 案一

一老人忽盲，他无所苦，余以大虚治之，急前人参膏二斤，服二日，一医与青礞石[1]药，余曰：今夜死矣。果然。

《济阳纲目·卷一百零一·上·目病上·论》

【按】青礞石辛咸平，无毒。色青者入肝力胜，色黄者兼脾次之。硝石过杵细，水飞用。青礞石，厥阴之药，其性下行，治风木太过，挟制脾土，气不运化，积滞生痰，壅塞膈上，变生风热诸病，故宜此药重坠以下泄之，使木平气下，而痰积通利，诸证自除矣。今人以王隐君滚痰丸通治诸痰怪证，不论虚实寒热概用，殊为未妥。不知痰因脾胃不能运化，积滞而生。胶固稠黏者，诚为合剂。设因阴虚火炎，煎熬津液，凝结成痰，如误投之，则阴气愈虚，阳火弥炽，痰热未除，而脾胃先为之败矣。况乎脾胃虚寒，食少便溏者得之，泄利不止，祸不旋踵。若小儿多变慢脾风证，每致不救，可不慎欤。

【注】

[1]青礞石，中药名。为变质岩类黑云母片岩或绿泥石化云母碳酸盐片岩。

◇ 案二

一人形实，好热酒，忽目盲脉涩。此热酒所伤，胃气污浊，血死其中而然也，以苏木作汤调人参末，服二日，鼻及两掌皆紫黑。余曰：滞血行矣。以四物加苏木、桃仁、红花、陈皮，调入人参末，服数日而愈。

《济阳纲目·卷一百零一·上·目病上·论》

【按】患者形实且好热酒，突然失明且脉涩。这提示热酒损伤胃气，导致胃气污浊，血液凝滞脉中，无法滋养眼睛。初期用苏木汤调人参末，苏木能活血化瘀，人参则补气扶正，两者合用使滞血得行。后续以四物汤（补血活血基础方）加苏木、桃仁、红花、陈皮，继续活血化瘀，并调入人参末以增强补气。

◎ 案三

鼍龙点眼方郭太尉久患目盲，有白翳遮睛，遍服药无效，张鼍龙以此点之，一月翳退，双目如旧。猪胆一枚银铫中微火熬成膏，再入冰脑米，点入眼中。

《济阳纲目·卷一百零一·中·目病中·点洗方》

面病案

◈ 案一

罗谦甫曰，杨郎中之内五十一岁，身体肥盛，己酉春患头目昏闷，面赤热多，服清上药不效，请予治之。诊其脉洪大而有力。《内经》云：面热者，足阳明病。《脉经》云：阳明经气盛有余，则身以前皆热。况其人素膏粱积热于胃，阳明经多血多气，木实则风热上行，诸阳皆会于头目，故面热之病生矣。先以调胃承气汤七钱加黄连三钱、犀角一钱、薄荷三钱，行彻其本热，次以升麻加黄连汤，去经络中风热上行，如此则标本之邪俱退矣。

《济阳纲目·卷一百·面病·论》

【按】杨郎中之内五十一岁，身体肥盛，头目昏闷，面赤热多。这是由于患者平素饮食肥甘厚味，导致胃中积热，阳明经气盛有余。阳明经多血多气，且诸阳皆会于头目，因此胃中积热易循经上攻头目，出现面热之症。初用调胃承气汤加黄连、犀角、薄荷，以清热泻火，通调胃腑，使本热得以清除。继用升麻加黄连汤，以疏散经络中的风热，使风热之邪不再上行。

◈ 案二

平江陈氏因惊惧后，常用手指甲掐住两颊，遂两颊破损，心中懊憹[1]不安，脉数而实，诸药不愈，用《活幼口议》牛黄清心凉膈丸，数服即安。方见二十五卷火热门。

《济阳纲目·卷一百·面病·治颊车病方》

【注】

[1]懊憹：亦作懊侬。

舌肿案

舌肿是指舌体肿大，或兼木硬、疼痛。甚至肿大满口而妨碍饮食、言语及呼吸。

◎ **案一**

治风寒伤于心脾，令人憎寒热，齿浮，舌肿疼，金沸草散。

荆芥穗四两　旋覆花三两　前胡三两　麻黄三两(去节)

赤芍药一两　半夏一两

上锉散，每服五钱，加生姜七片，枣二枚，水煎，去渣嗽口，吐一半，吃一半。世医用此发散伤寒伤风，及加杏仁、五味子治咳嗽，皆效，独未知用之舌肿牙疼。辛未年，有人患舌肿满塞，粥药不入，其势危甚，煎此一剂，乘热以纸笼气熏之，遂愈。

《济阳纲目·卷一百零五·中·口唇舌病·治舌病方》

【按】荆芥发汗散风寒，细辛温经散寒，旋复花、前胡、半夏消痰降气，赤茯苓行水，炙甘草和中，使风寒痰饮俱解。加入麻黄宣肺发表，除风寒止咳。用赤芍可凉血清热，既能防止细辛发汗太过，又能解风寒阻郁在经络中的邪热。因此，《和剂局方》的金沸草散主以风痰为主，朱肱《类证活人书》的金沸草散宜用于原有寒痰，复感风寒。

◎ **案二**

《本事方》云：一士人夜归，其妻熟寝，士人撼之。妻问何事，不答。又撼之，其妻惊视之，舌肿已满口，不能出声。急访医，得一叟负囊而至，用药撒之，比晓复旧。问之，乃蒲黄一物也。《内经》曰：热胜则肿。此必心脾之火并于舌，故令肿而满口。蒲黄性寒能清气凉血则愈。

《济阳纲目·卷一百零五·中·口唇舌病·治舌病方》

【按】心脾之火亢盛后，热邪循经上攻于舌，导致肿胀。热邪阻滞气血运行，使舌部气血壅滞，加剧舌肿。

牙痛案

牙痛，是指牙齿因某种原因引起疼痛而言。

◎ 案一

齐中大夫[1]病龋齿，臣意灸其左太阳明脉，即为苦参汤，日嗽三升，出入五六日，病已。得之风，及卧开口，食而不嗽。

《史记·扁鹊仓公列传·第四十五》

【注】

[1]中大夫：官名，光禄勋的属官，掌议论。龋(qu)齿：病名，牙齿釉质被破坏，形成空洞，牙疼，齿龈肿胀。

◎ 案二

贞祐[2]二年陕西安抚事沙斡。患牙疼数月。用此药痊可。至今常用。此方曾经效验者。历历甚多。不敢虚言。沉醉香散揩齿壁净令白。及治口臭。

沉香一钱　麝香一钱　细辛(半两)　升麻一钱

藁本一钱　藿香叶一钱　甘松一钱　白芷一钱

石膏(四两)　寒水石(二两)

每为细末。每日早晚揩齿。

《普济方·卷七十·牙齿门·揩齿》

【按】沉醉香散：以清热泻火、解毒止痛为主要治法。方剂中的沉香、麝香、细辛等药物具有辛散、凉性，能够疏散风热、清除胃火；石膏、寒水石等药物则能清热泻火、凉血解毒。

【注】

[2]贞祐：金宣宗的第一个年号(1213—1217年)。

喉痹案

喉痹指咽喉肿痛、干燥、有异物感、咽痒咳嗽等，大体相当于西医所说的急、慢性咽炎。

◎ 案一

罗谦甫云：戊寅春乡村病喉痹者甚众，盖前年终之气，及当年初之气，二火之邪也，用甘橘汤加芩、连、半夏、僵蚕、鼠粘子、葛根等剂发散之。虚加参、芪、当归之类，水浆不入，先用解毒雄黄丸，醋化灌之，痰出更灌姜汁，服前药无不神验。若用胆矾酸寒点过，皆不治。盖邪郁不出故也。押班[1]都知潘元从喉闭，急召孙至，取药末半匕，吹入喉中，少顷，吐出脓血立愈。潘诣孙谢曰：火急之难，非明公不能救。救人之急，非药不能疗。赠金百两，愿求方以济非常之急。孙以其方授之，用猪牙皂角[2]、白矾、黄连等分细锉，新瓦上焙干，为末，每用半钱，吹入喉中。因曰：神方无价，安用以利易哉，遂不受所赠。

《济阳纲目·卷一百零六·咽喉喉痹·论》

【注】

[1]押班：yābān，意思是内宫女官的首领。百官朝会时领班，管理百官朝会位次。

[2]皂角：治风湿痰喘肿满，杀虫；涂之，则散肿消毒，搜风治疮。

◎ 案二

文潞公[3]一日喉肿，翰林咽喉科治之，经三日愈甚，上召孙治之。孙曰：病得相公书判笔一管，去笔头，水沾笔管，点药入喉便愈。孙随手便刺，相公昏仆不省人事，左右皆惊愕流汗。孙乃笑曰：非我不能救相公，须臾吐出脓血升余，旬日乃平复如故。见上，上喜曰：孙兆良医，其有手段。

《济阳纲目·卷一百零六·咽喉喉痹·论》

【注】

[3]文潞公是文彦博。文彦博受封为潞国公，所以被称为文潞公。

◎ 案三

予尝治一男子喉痹，于太溪穴刺出黑血半盏而愈。由是言之，喉痹以血不散故也。凡治此疾，暴者必先发散，发散不愈，次取痰，取痰不愈，次去污血也。鱼喉痹，其声如鼾，有如痰在喉响者，此为肺绝之侯，速宜参膏救之，用姜汁、竹沥化开服。如未得参膏，或先煎独参汤救之，服早者十全七八，次则十全四五，迟则十不全一也。

《济阳纲目·卷一百零六·咽喉喉痹·论》

疗喉痹颈肿方

◎ 案一

武德中，时有深州刺史成君绰，忽患颈肿如数升，喉中闭塞，水粒不下已三日矣，权救之，针其右手次指之端如食顷，气息即通，明日饮啖[1]如故。

《千金翼方·卷二十六·第一》

【注】

[1]啖：吃，咬着吃硬的或囫囵吞整的食物。

◎ 案二

孙真人曰：咽中帖帖如有炙肉，吐之不出，吞之不下，噙生姜片五十日愈，以意逆之，当是寒伤经络，气血不和，浮于咽中，妇人血分受寒，多积冷气，故有此症。予用破棺丹噙化频咽之，曾治数人多效。盖喉者侯也，喉出天气。咽者咽也，咽出地气。故喉为呼吸之门，咽乃水谷之路，其或优思内结，风冷外侵，痰气隔塞，逆于喉咙，妨得饮食，久之而成翻胃噎膈者，有之矣(《叶杏林女科》)。

《续名医类案·卷之二十三·喉》

【按】气血不和，经络受阻，导致气血浮于咽中，寒气凝聚，使得气血运行不畅，产生痰浊。

其他医案

◇ 胸痹案

胸痹心痛是以胸部闷痛不适，甚则胸痛彻背，短气，喘息不得卧为主症的一种病证。轻者仅感胸闷不适，呼吸欠畅；重者则有胸痛，严重者则心痛彻背，背痛彻心，持续不解，面色苍白，大汗淋漓。

疗蛔虫恶吐水，心痛方，鹤虱丸。韦云患心痛十年不可瘥，于杂方内见，合服之便瘥。

鹤虱十两

捣筛，蜜和为丸。用蜜浆水平旦服二十丸，日只一服。各依前不相妨，禁肉。若不服，则得食。

《外台秘要·卷七》

【按】蛔虫吐水，应予杀虫药治之，《本经逢原》：鹤虱入厥阴肝经，善调逆气，能治一身痰凝气滞，杀虫方中最要药。

◇ 不寐

不寐是以经常不能获得正常睡眠为特征的一种病证。轻者入寐困难，或寐而易醒，或醒后不能再寐，抑或时寐时醒，重则彻夜不寐，常影响人们的正常工作、生活、学习和健康。

钱国宾治陕西喻少川，久以开毡店居杭，体厚刚健，偏嗜炙爆[1]，性躁动肝气，年逾五旬，终夜不寐者六年，用痰火气血之药多矣。早晨诊候，寸关洪浮有力，若坚实之象，惟两尺脉大。熟思之，以脉论，肥人当沉，今六脉洪浮有力；以症论，上身怕热，足反畏冷；以药论，清补俱已尽服。《难经》曰：人之安睡，神归心，魄归肝，意归脾，志藏肾，五脏各安其位而寝。且夜属阴主静，日属阳主动，阴阳和平，安然寤寐。此六年不睡，乃阳亢症也，当大泻其阳，使阴气渐复，则寐矣。用大承气汤加大黄二两，泄十余行，其人昏倦，睡数日方醒，进以粥食愈。

《续名医类案·卷二十一·不眠》

【按】喻少川长期不眠，说明其心神不宁、肝魂不安、脾意不定、肾志不藏，五脏功能失调，尤其是心肾不交，导致阴阳失和，无法安然入眠。

大承气汤加味，钱国宾认为此症乃阳亢症也，需大泄其阳，使阴气渐复。因此选用大承气汤加大黄二两进行治疗。大承气汤本为峻下热结之剂，通过泻下阳明燥热实邪，达到泄阳存阴的目的。加大黄二两，更增其泻下之力。服药后喻少川泄十余行，阳热之邪得泄，阴气渐复，故能昏倦而睡数日方醒。醒后进以粥食调养脾胃，以助正气恢复。

【注】

[1]炙爆：煎、炒、炸、爆一类的烹调方法。

◈ 癫狂

癫狂是以精神抑郁、表情淡漠、沉默痴呆、语无伦次、静而少动，或精神亢奋、狂躁刚暴、喧扰不宁、毁物打骂、动而多怒为特征的一类病症。前者为癫，后者为狂，两者相互联系，互相转化，故常并称为癫狂，都是属于精神失常的疾病。

治有痰颠狂方

郁金一两　明矾三两

共为细末，薄米糊为丸，如桐子大。每服五十丸，白滚汤[1]送下。昔有一妇人癫狂十年，服此而愈。甚验！甚验！

《经验良方全集》

【注】

[1]白滚汤：清水烧开之意。

◈ 痞满案

痞满是自觉胃脘痞塞、胸膈满闷的一类病证。痞满按部位分为胸痞、胃痞等，本篇主要讨论胃痞。胃痞的临床特征是自觉胃脘痞塞满闷，触之无形，按之柔软，压之无痛，它是一种最常见的脾胃病证。

赵章迥风医案

阳虚侯相赵章病，召臣意。众医皆以为寒中，臣意诊其脉曰：迥风。迥风者，饮食下溢而辄出不留。法曰五日死，而后十日乃死，病得之酒。所以知赵章之病者，臣意切其脉，脉来滑，是内风气也。饮食下嗌而辄出不留者，法五日死，皆为前分界法。后十日乃死，所以过期者，其人嗜粥，故中脏实，中脏实故过期。师言曰：安谷者过期，不安谷者不及期。

《仓公[2]诊籍》

【注】

[1]迵风：谓饮酒过多引起的一种风疾。

[2]仓公，复姓淳于，单名意，是临淄人，约公元前216—约公元前150年。他曾经是齐国国都粮仓的主管官，即“太仓令”，简称“仓公”，因此人们也尊称他为“仓公”。

◎ 水肿案

疗水气方

葶苈子三两右一味以物盛于甑[1]上蒸令温彻上，即择万杵自堪为丸，不顷客和，为不得以少和之一服，五丸渐加之七丸，以微利为度，得利即停，不可多服，令人不甚能食，若气发又服之，得利气下定即停，此方疗水气无以加，萧驸马时任太常多患水肿，见在名医患疾不差，唯服此丸得平复，故记。

钦天监台官张景芳，成化丁酉七月间，领朝命往陕西秦邸兴平王治葬。张至中途，偶得腹胀之疾，医莫能疗。寓居卧龙寺，待尽而已。抵夜，见庞眉一叟忽过访，自云能治此疾，延视两手脉，即口授一方，以杏仁、陈皮，海螵蛸等分，为细末，佐以谷树叶、槐树叶、桃枝各七件，至翌日正午时汲水五桶，煎三四沸，至星上时再煎一沸，患者就浴，令壮人以手汤中按摩脐之上下百数，少时转矢气，病即退矣。张如其法，黎明此老复至，病去十之七八矣。酬以礼物，俱不受。是夕肿胀平复，此老更不复见矣。或谓张景芳遇仙云。《客座新闻》

《名医类案卷之四·肿胀》

【注】

[1]甑：zèng，指古代炊具，底部有许多透蒸汽的小孔，放在鬲上蒸煮食物。

◎ 阳痿

阳痿是指成年男子性交时，由于阴茎萎软不举，或举而不坚，或坚而不久，无法进行正常性生活的一种病证。但对发热、过度劳累、情绪反常等因素造成的一时性阴茎勃起障碍，不能视为病态。

女子臣妾再拜上书皇帝陛下，臣妾顿首顿首，死罪死罪。愚闻上善不忘君。妾夫华浮年八十，房内衰，从所知得方。方用益多散

生地黄十分（洗，薄切一二十，以清酒渍，令浃浃，乃干捣为屑）

桂心二分（一尺）　甘草五分（炙）　术二分　干漆五分

凡五物，捣沫下筛，冶合，后食以酒服方寸匕，日三。

◎ 郁证案

郁证以心情抑郁，情绪不宁，胸部满闷，胸胁胀痛，或易怒喜哭，或咽中有异物梗阻等症为主要临床表现的一类病证。

孙真人奉旨治卫才人眼疼，前众医不能疗，或用寒药，或用补药，加之脏腑不和。孙诊之，肝脉弦滑，非壅热也，乃年壮血盛，肝血不通。遂问宫人，月经已三月不通矣。用通经药，经行而愈。

《古今医案按·卷七·目》

【按】卫才人年壮血盛，但肝血不通。肝开窍于目，肝血不通导致眼疼。

◎ 腰痛案

腰痛是指腰部一侧或两侧疼痛为主要症状的一类病证。可表现为急性起病，疼痛较重，累及一侧或两侧腰部，轻微活动即可引起剧烈疼痛，脊柱一侧或两侧有明显压痛。也可以起病缓慢，表现为隐痛或酸痛，每因体位不当、劳累过度、天气变化等因素而加重。

淳于意治济北王侍者韩女，病腰背痛，寒热，众医皆以为寒热也。臣意诊脉，曰：内寒，月事不下也。即窜以药[1]，旋下，病已。病得之欲男子而不可得也。所以知韩女之病者，诊其脉时，切之，肾脉也，涩而不属。涩而不属者，其来难，坚[2]，故曰月不下。肝脉弦[3]，出左口，故曰欲男子不可得也。

《名医类案·卷之六·腰痛》

【按】济北王侍者韩女腰痛案中，其病因为内寒导致月事不下，气血瘀滞于内，不通则痛。肾脉涩而不属，表明肾气不足，血脉运行不畅。肾脉涩而不属，说明肾气不足，血脉运行不畅，加之内寒凝滞，形成腰痛之症。

【注】

[1]窜以药：用药熏。

[2]坚：脉来艰难，坚实有力。

[3]肝脉弦，出左口：肝脉硬直而长，溢出左手寸口。

◇ 身痛案

指周身疼痛而言。本证《伤寒论》中有"身疼""身体痛"等名称的记载，后世医学文献称"身痛"。

一男子因感风湿，得白虎历节风，遍身抽掣疼痛，足不能履地者三年，百方不效。一日梦服木通汤愈，遂以四物汤加木通服，不效。后以木通二两，锉细，长流水煎汁，顿服后遍身痒甚，体发红丹如小豆大粒，随手没去，汗出至腰而止，上体不痛矣。次日又照前煎服，身体又发红丹，方出汗至足底，汗干，遍身舒畅而无痛矣。后以此法治数人皆验。

《济阳纲目·脉法·治遍身痛方》

【按】白虎历节风：此为中医病名，类似于现代医学的风湿性关节炎或类风湿性关节炎，表现为关节肿大、疼痛剧烈，甚至变形。风湿之邪痹阻经络，气血不能通达全身，导致肌肉筋脉失养，出现抽掣疼痛。湿邪下注，影响下肢经络，导致足部无力，不能行走。初以四物汤加木通治疗，四物汤虽能补血活血，但木通单用利水之力不足，且未针对风湿之邪，故不效。后改用大量木通，长流水煎服，通过大量利水，使风湿之邪从汗液排出，表现为遍身发红丹、出汗，最终邪气尽去，遍身舒畅无痛。

◇ 麻木案

麻木是指身体某个部位感觉减退或完全失去感觉的症状。中医认为，麻木是由于气血不畅ʃ或经络阻塞所致。

一妇人病，诊得六脉中俱弦洪缓相合，按之无力。弦在上，是风热下陷入阴中，阳道不行，其证闭目则浑身麻木，昼减而夜甚，觉而开目则麻木渐退，久则绝止，常开其目，则此证不作，是以不敢合眼，致不得卧，身体皆重，时有痰嗽，觉胸中不利，烦躁，气短喘促，肌肤充盛，饮食不减，大小便如常，此非风邪，乃气不行也，治宜补益肺气，自愈。如经脉中阴火乘其阳分，火动为麻木者，当兼去其阴火则安矣，补气升阳和中汤。

黄芪一钱　人参六分　白芍药六分　佛耳草八分

炙甘草八分　白术四分　归身四分　陈皮四分

黄柏二分　白茯苓二分　泽泻二分　升麻二分

柴胡二分　苍术三分　草豆蔻三分　甘草三分(生用)

上切作一服，水煎，食远服。

《济阳纲目·卷八十二·麻木·治合眼麻木方》

【按】从脉象上看，六脉中俱弦洪缓相合，按之无力，弦脉主风、主痛，洪脉主热，缓脉主湿、主虚，由于气不行，导致经络阻塞，气血不畅所致。采用补气升阳和中汤，旨在补益肺气，兼去阴火，使气血得以畅通，经络得以舒展，从而缓解麻木症状。方中黄芪、人参、白术等补气药为主，配以白芍、当归等养血药，以及陈皮、草豆蔻等理气药，共同起到补气行血、升阳和中的作用。同时，黄柏、泽泻等清热利湿药，有助于去除体内湿邪，进一步畅通气血。李东垣云："升阳助气益血，微泻阴火与湿，通行经脉，调其阴阳则已矣。"

◎ 肢体经络案

唐太守多郁多思，又为府事劳神，昏冒痰壅，口㖞语涩，四肢不随，时欲悲泣，脉大而软，此脾肺气虚，风在经络，以补中益气去黄芪，加秦艽、防风、天麻、半夏，十剂症减二三，更加竹沥、姜汁，倍用人参，兼与八味，两月乃愈。

《续名医类案·卷之四·中寒》

【按】补中益气汤去黄芪(因黄芪易助热)加秦艽、防风、天麻、半夏等药以健脾化痰、祛风通络。病情好转再加竹沥、姜汁以增强化痰，并倍用人参以补气扶正。同时兼服八味地黄丸以补肾固本。

◎ 关格案

关格是由于脾肾衰惫，气化不利，浊毒内蕴，导致小便不通与呕吐并见为主要临床特征的一种危重病证。分而言之，小便不通谓之关，呕吐时作称之格。

孙尚药治奉职赵令仪女，忽吐逆，大小便不通，烦乱，四肢渐冷，无脉，凡一日半。与大承气汤一剂，至夜半，渐得大便，脉渐和，翼日乃安。此关格之病，极为难治，垂死而活者，惟此一人耳。

《济阳纲目·卷二十一·关格》

【按】大小便不通，水道闭塞；吐逆、烦乱、四肢渐冷、无脉，则是浊邪上逆，清阳不升，气血运行受阻的表现。大承气汤的应用，正是通过攻下泻热，荡涤肠胃，使浊邪得以下行，从而恢复脾胃的升降功能，使气血得以畅通。

◎ 梵僧施医案

永贞[1]一年，有东市富翁王布知之女，年十四五，忠鼻孔各随息肉，如皂荚子，其根细扣麻丝，长寸许，触之痛入心髓。其父破钱数百万，治之不差。忽一日，有梵僧[2]乞食，因问布知："君女有异疾？吾能治之。"布喜，即就治。僧随取白色药[3]吹鼻孔，少顷摘去之，出黄水，都无所苦，偿之百金，不受而去。

《酉阳杂俎》[4]

【注】

[1]永贞：唐顺宗李诵的年号，公元805年，年号永贞。

[2]梵(fàn)僧：清静的和尚。梵，清静之意。

[3]白色药：白色的药面。古人治鼻息肉，有用白矾、硼砂二味研面者，其色白。

[4]《酉阳杂俎》：二十卷，续集十卷，或叙秘藏、或叙异事，分类记载，体例类似张华《博物志》。

◎ 病入膏肓案

晋景公[1]疾病，求医于秦[2]，秦伯[3]使医缓为之[4]。未至，公梦疾为二竖子[5]，曰："彼良医也。惧伤我，焉逃之[6]?"其一曰："居肓[7]之上，膏[8]之下，若我何?"医至，曰："疾不可为也。在肓之上，膏之下，攻之不可，达之不及，药不至焉，不可为也。"公曰："良医也!"厚为之礼而归之。

《左传》[9]

【注】

[1]晋景公：即晋君，姬姓，名(nòu 耨)，周成王之弟叔虞之后。公元前599—前581年在位，昏庸无道，于鲁成公八年，听信庄姬谗言杀掉无罪的大夫赵同和赵括。

[2]秦：指秦国，春秋时期建都于雍，占地今陕西中部和甘肃东南部。

[3]秦伯：指秦桓公，嬴姓，相传是伯益的后代。公元前603—前

577年在位。

[4]使医缓为之：派医缓给晋景公治病。医指职业，缓是名字，姓不详。为，治。之，指晋景公之病。

[5]为二竖子：变作两个儿童。

[6]焉逃之：在哪里躲避好呢？

[7]肓(huāng荒)：人体心脏与膈膜之间。

[8]膏：指人体心尖脂肪。

[9]《左传》：亦称《左氏春秋》，为儒家经典之一，是我国古代史学和文学的一部名著。因记载缓、和二医的治病故事，所以它成为医史的宝贵资料。

◎ 孙思邈义取龙宫方

孙思邈[1]尝隐终南山[2]，与宣律和尚相结，每往来互参宗旨[3]。时大旱，西域[4]僧请于昆明池[5]结坛祈雨[6]。召有司备香灯[7]，凡七日，缩水数尺。忽有老人夜诣宣律和尚求救，曰："弟子昆明池龙也，无雨久，非由弟子，胡僧利弟子脑将为药，欺天子[8]言祈雨，命在旦夕，乞和尚法力加护！"宣公辞曰：

曰："贫道持律[9]而已，可求孙先生。"

老人因至思邈石室求救。孙谓曰："我知昆明龙宫，有仙方三千首，尔传与余，余将救汝。"老人曰："此方上帝不许妄传，今急矣，因无所吝。"有顷，捧方而至。孙曰："尔特还，无虑胡僧也。"自是湖水忽涨，数日溢岸，胡槽羞恚而死。孙复著《千金方》[10]三十卷，每卷入一方，人不得晓。

《西阳杂俎》

[注释]

[1]孙思邈：则《大医精诚》注释。

[2]终南山：即南山，一名秦岭，今甘肃至陕西到河南省一三门峡市陕州区以南的诸山皆是。

[3]互参宗旨：互相辩论宗教的主要旨意。

[4]西域：汉后对玉门关、阳关以西地区的总称。又专指葱岭，即凡通过葱岭到达的地区统称西域，包括亚洲中西部、印度半岛、欧洲东部和非洲北部。

[5]昆明池：故址在今陕西西安市西南，斗门镇东南一片洼地即是。

汉武帝元狩三年(前120年)，为准备与昆明国作战，训练水军和解决长安水源不足的困难而开凿。池基周围四十里。十六国姚秦时，池水涸竭，北魏太武帝及唐德宗时都曾修浚。唐大和时，丰水堰坏，池水干涸，宋以后湮为田地。

[6]祈雨：向神明求祷降雨。

[7]有司备香灯：管理杂务的官员预备香纸和灯火。古代设官分职，各有专司，故称有司。

[8]天子：即封建皇帝。古代统治阶级宣扬“君权神授”，故称皇帝为天子。

[9]持律：即三皈五戒，佛教谓守持戒律。

[10]《千金方》：此指《千金翼方》，大约撰于682年，为补充《千金要方》而写。

◎ 韩康卖药案

韩康[1]，字伯休，京兆霸陵[2]人。常采药名山，卖于长安[3]市口，不二价，三十年，时有女子从康买药，守价不移，女子怒曰：“公是韩伯休耶？乃不二价乎?”康叹曰：“我本欲避名，今小女子皆知有我，何用药为?”乃遁入霸陵山[4]中，博士公车连征[5]不起，桓帝[6]备礼聘之，康辞安车[7]，自乘柴车，冒晨先使者发至亭[8]，亭长以韩征君[9]当过，方发人牛备道桥；及见康柴车辐巾[10]，以为田叟[11]也，使夺其牛。康即与之，因逃遁，以寿终。

《小隐书》

【注】

[1]韩康：东汉时期的民间医生

[2]霸陵：在今陕西省西安市东北部。

[3]长安：在今陕西省西安市西北部。

[4]霸陵山：指西安市附近的山。

[5]公车连征：使用官车连续招聘韩康到朝廷受职。

[6]桓帝：即东汉桓帝刘志，公元147—167年在位。

[7]安车：古代的一种小车，可以安坐，故名安车。

[8]亭：汉置，十里一亭，十亭一乡。亭长，专管治安，兼理民事。

[9]韩征君：即韩康。封建社会被朝廷征聘而不受职的隐士，皆称“征君”。

[10]柴车幅巾：柴车，即粗劣的车子。幅巾，古代男子用绢一幅，装束头发，表示一种儒雅的风度，故称幅巾。

[11]田叟：种田的老者，俗称庄户老头。

◎ 扁鹊斥秦王案

扁鹊[1]见秦武王[2]，武王示之病，扁鹊请除[3]。左右[4]曰："君之病，在耳之前，目之下，除之未必已也，将使耳不聪，目不明。"

君以告扁鹊。扁鹊怒而投其石[5]曰："君与知之者谋之，而与不知之者败之，使此知[6]秦国之政也，则君一举而亡国矣！"

（《战国策·秦策》[7]

【注】

[1]扁鹊：见《讳疾忌医》注释。

[2]秦武王：公元前310—前307年在位，即周赧王5—8年。

[3]请除：请求予以治疗。

[4]左右：指秦武王的近臣。

[5]石：砭石，即古代治病的石针。

[6]知：管理或主持的意思。

[7]《战国策》：是战国时期一部分国家记事的历史书籍，它以记载当时的说客、策士的言行为主。西汉刘向整理校订，按东周、西周、秦、楚、齐、赵、魏、韩、燕、宋、卫、中山等十二国顺序排列记载，共三十三卷。

◎ 风湿案

骠骑使吴谐以建元元年八月二十六日始觉如风，至七日卒起便顿倒，髀[3]及手皆不随，通引腰背疼，通身肿，心多满，至九月四日，服附子汤一剂，通身流汗，即从来所患悉愈。《古今录验》：附子汤，疗风湿相搏，骨节烦疼，不得屈伸，近之则痛，白汗出，短气，小便不得利，恶风不欲去衣，或一身流肿方。

桂心三两　白术三两　附子二枚(炮，八破)　甘草(二两，炙)

上四味，㕮咀，以水六升，煮取三升，分三服，微汗即止。若汗出烦者，稍服五合。本方不用生姜，既有附子，今加生姜三两。忌猪肉、冷水、生葱、桃李、雀肉、海藻、菘菜等。

《外台秘要·卷十九·风湿方九首》

【按】素体阳气不足，复感寒湿之邪，四肢经脉气血运行不畅所致。正虚为本，祛邪为标。以温阳补气治本为主，除湿止痛治标次之，寓有补虚达邪之意。

【注】

[3]髀(bì)，大腿，亦指大腿骨。

◇ 阴寒案

齐王侍医遂病，自炼五石服之。臣意往过之，遂谓意曰：不肖有病，幸诊遂也。臣意即诊之，告曰：公病中热。论曰：中热不溲者，不可服五石。石之为药精悍，公服之不得数溲，亟勿服。色将发臃。遂曰：扁鹊曰：阴石以治阴病，阳石以治阳病。夫药石者有阴阳水火之剂，故中热，即为阴石柔齐治之；中寒，即为阳石刚齐治之。臣意曰：公所论远矣。扁鹊虽言若是，然必审诊，起度量，立规矩，称权衡，合色脉表里有余不足顺逆之法，参其人动静与息相应，乃可以论。论曰：阳疾处内，阴形应外者，不加悍药及镵石[2]。夫悍药入中，则邪气辟矣，而宛气愈深。诊法曰：二阴应外，一阳接内者，不可以刚药。刚药入则动阳，阴病益衰，阳病益著，邪气流行，为重困于俞，忿发为疽。意告之后百余日，果为疽发乳上，入缺盆，死。此谓论之大体也，必有经纪。拙工有一不习，文理阴阳失矣。

《仓公诊籍》

【按】患者为中热之体，却误服五石散，导致内热更盛，无法排出，形成痈疽。

【注】

[2]镵石：即砭石。

◇ 夹阴伤寒案

夹阴伤寒∫是中医诊断病名，系指在房劳之后感冒风寒，临床表现为身热面赤，伴有小腹绞痛∫，双下肢逆冷，上腹部胀满，或呕吐或腹泻，甚则舌卷阴囊收缩等症。

济北王病，召臣意诊其脉，曰：风蹶[1]胸满。即为药酒，尽三石，病已。得之汗出伏地，所以知济北王病者，臣意切其脉时，风气也，心脉浊。病法：过入其阳，阳气尽而阴气入。阴气入张，则寒气上而热气下，故胸满。汗出伏地者，切其脉，气阴。阴气者，病必入中，出及瀺

水也。（阳气耗尽，阴夹风）

《仓公诊籍》

【按】风、寒、湿邪侵入体内，影响气机升降，导致胸膈满闷。药酒调和气血、疏散风寒湿邪。

【注】

[1]风蹶：指外界风、寒、湿气侵入体内，逆行于上所致的疾病。

◎ 寒郁日久内生热邪案

因寒邪入里，日久化热，热邪阻滞。

齐中御府[1]长信病，臣意入诊其脉，告曰：热病气也。然暑汗，脉少衰，不死。曰：此病得之当浴流水而寒甚，已则热。信曰：唯，然。往冬时，为王使于楚，至莒县阳周水，而莒桥梁颇坏，信则揽车辕未欲渡也，马惊，即堕，信身入水中几死，吏即来救信出之水中，衣尽濡，有间而身寒，已热如火，至今不可以见寒。臣意即为之液汤火齐逐热，一饮汗尽，再饮热去，三饮病已。即使服药，出入二十日，身无病者。所以知信之病者，切其脉时并阴。脉法曰：热病阴阳交者死。切之不交，并阴。并阴者，脉顺清而愈，其热虽未尽，犹活也。肾气有时间浊，在太阴脉口而希，是水气也。肾固主水，故以此知之。失治一时，即转为寒热。

【注】

[1]帝王的府库。指主管御府的人。御史的官署。主藏禁中图书秘记的官署。

◎ 伤寒交接劳复案

故督邮顾子献，得病已瘥未健，诣华敷视脉，敷曰，虽瘥尚虚，未平复，阳气不足，勿为劳事也，余劳尚可，女劳即死。临死当吐舌数寸。献妇闻其，从百余里来省之，住数宿止，交接之间，三日死。妇人伤寒，虽未满百日，气血骨髓未牢实，而合阴阳快者，当时乃未即觉恶，经日则令百节解离，经络缓弱，气血虚，骨髓空竭，便恍恍吸吸，气力不足，着床不能动摇，起居仰人，食如故，是其证也。丈夫亦然。其新瘥，虚热未除而快意交接者，皆即死。若痛后与童男交接者，多不发复，复者，亦不必死。

《诸病源候论·卷之八》

◈ 霍乱案

霍乱是以发病急骤、突然发作、上吐下泻、突然腹痛(亦可不痛)为特征的急性病症，因其病势凶险，起于顷刻之间，挥霍撩乱，故名霍乱。

罗谦甫治因食酒肉饮潼乳得吐泻霍乱证，脉沉数，按之无力，所伤之物已出矣，即以新汲水半碗，调桂苓白术散，徐徐服之，稍得安静。又于墙阴掘地约二尺许，入新汲水搅之澄清，名曰地浆[1]，用清一杯，再调服之，渐渐气和，吐泻遂止，翼日微烦渴，却以钱氏白术散时时服之，良愈。

《济阳纲目·卷二十·霍乱》

【按】脾胃受损后，运化失职，水湿内停，脉象虽沉数但按之无力，表明正气已虚。治用新汲水调服桂苓白术散，以温中祛寒、补气健脾，恢复脾胃功能。随后使用地浆(即地下清水，具有清热、解毒、和中作用)清热解毒，调和气机。待吐泻渐止后，再以白术散巩固疗效，调理脾胃，使病情得以完全恢复。以发汗达表，疏风退热为主。上下分消，表里交治，而能散泻之中犹寓温养之意，所以汗不伤表，下不伤里也。再针刺，放血，后疏风解表、败毒消肿。

【注】

[1]地浆：为新掘黄土加水搅混或煎煮后澄取的上清液，清热，解毒，和中。

◈ 积气案

积气，在中医学中是一种常见的疾病，也被称为“气滞”，是由于人体内部的气血不畅通而引起的一种病症。积气通常表现为脘腹胀满、恶心呕吐、消化不良、口干咽燥、腹部隐痛等症状。

齐王中子诸婴儿小子病，召臣意诊，切其脉，告曰：“气鬲[1]病。病使人烦懑，食不下，时呕沫。病得之少忧数阸食饮。”臣意即为之作下气汤以饮之，一日气下，二日能食，三日即病愈。所以知小子之病者，诊其脉，心气也，浊躁而经也，此络阳病也。脉法曰“脉来数疾去难而不一者，病主在心”。周身热，脉盛者，为重阳。重阳者，逿心主。故烦懑食不下则络脉有过，络脉有过则血上出，血上出者死。此悲心所生也，病得之忧也。

《仓公诊籍》

【按】忧虑过度导致气机不畅，饮食不节则损伤脾胃，使气聚于胸膈，形成气鬲病。此病表现为烦懑、食不下、时呕沫。气聚于胸膈，使心络受阻，心气不得舒畅，故脉象浊躁而经。通过下气汤治疗，使气机下行。

【注】

[1]气鬲：意思是气聚于胸膈之病。

◈ 疮疡案

广义：一切外科疾患；狭义：发于体表的化脓性疾病。

王七爷，陕西庄客。疡疮未愈，毒入内攻，初觉齿浮，头胀，周身骨节举动即痛，乃因服倒提，余毒未清，收入脏腑，上攻喉肿腐烂，黏痰甚多，脉形滑数，舌色肿厚带腻而疼。此系毒入内传，证属险患。

拟清凉化毒加减主治，另用紫雪丹五分搽舌。

川黄连五分　山豆根一钱白嘉蚕三钱(炒)　甘中黄一钱(研)

煨石膏五钱　土贝母三钱(研)　牡丹皮一钱五分　鲜生地一两

活水芦根一两　竹叶二十片

第二方：服后喉中热气冲出甚，忧略减，上稍已收，仍用紫雪丹五分搽舌。

川黄连五分(另煎冲)　生石膏五钱　金银花五钱

真西黄五分(冲服)　山豆根一钱　鲜生地一两五钱

净连翘三钱　甘中黄一钱　土贝母三钱(研)

活水芦根(一两)　竹叶(二十片)

第三方：毒气稍减，喉腐略退，仍宜前方加减。

鲜生地一两　生石膏八钱　山豆根一钱　元参三钱

甘中黄一钱　川黄连五分(另煎服)　连翘二钱

天花粉三钱真西黄五分(冲服)　净银花五钱

竹叶二十片

第四方：前进，十去其五，数天大便如以又有，用生军，如其大便到后，去生军。再进五剂。

生军三钱　鲜首乌八钱　甘中黄一钱　木通一钱

炒黄柏一钱五分　金银花五钱　川贝壳三钱(去心研)

天花粉三钱真川连四分(另煎冲)　加土茯苓四两(煎汤代水)

第五方：前方所服清火化毒，连进约有十剂而愈，时在丁酉十月初，病愈再服凉血清火降毒十剂全瘳。

生地五钱　白藓皮二钱　金银花五钱　炒黄柏一钱

龙胆草二钱　炒黄芩一钱　川连四分　黑山栀二钱

加土茯苓四两(煎汤代水)

《临诊医案·正文》

结发，脉结发则烂解，故络交。热气已上行，至头而动，故头痛。《史记》

《名医类案·卷之十·痈疽》

◇ 肠痈案

华佗传军吏李成苦咳嗽，昼夜不寤[1]，时吐脓血，以问佗，佗言君病肠痈，咳之所吐，非从肺来也。与君散两钱，当吐二升余脓血，讫快。自养一月，可小起。好自将爱，一年便健。十八岁当一小发，服此散亦行复差。若不得此药，故当死。复与两钱散。成得药去五六岁，亲中人有病如成者，谓成曰：卿今强健，我欲死，何忍无急去药。以待不祥？先持贷我，我差为卿从华佗更索。成与之。已故到谯适，值见收，匆匆不忍从来求。后十八年，成病竟发，无药可服，以至于死《三国志》。

《续名医类案·卷之五十三·肠痈》

【注】

[1]寤：wù 睡醒。

◇ 外痈案

外痈多是多个毛囊和皮脂腺的化脓性炎症，乳痈(即乳腺炎)则是乳腺组织的化脓性感染。

有医竘者，秦之良医也。为宣王割痤[1]，为惠王治痔，皆愈。张子[2]之背肿，命竘治之。谓竘曰："背非吾背也，任子制焉。"治之遂愈。竘诚善治疾也，张子委制焉。夫身与国，亦犹此也。必有所委制，然后治矣。《尸子》

【注】

[1]痤：疮名。多生于面部。

[2]张子：指张仪，秦惠文王时任宰相。

◇ 瘾疹案

瘾疹，是一种皮肤出现红色或苍白风团，时隐时现的瘙痒性、过敏性皮肤病，因禀赋不耐，人体对某些物质过敏所致。

陆（陕西，三十八岁）血脉有热，外冷袭腠，气血不和，凝涩肌隧，遂见瘾疹。凡痛多属冷闭，痒由热熏，渺小之恙久发，欲除根不易。平时调理，忌食腥浊，发时用凉膈散，二日愈时，用和血熄风。

《徐批叶天士晚年方案真本·卷上·下药饴糖浆丸》

【按】热毒火邪郁结于胸膈所致，治疗以泻火解毒，清上泻下为主。方中连翘轻清透散，长于清热解毒，清透上焦之热，故为君药。黄芩清透上焦之热，清透胸膈之热；栀子清利三焦之热，通利小便，引火下行；大黄、朴硝泻下通便；故为臣药。薄荷清利头目、利咽；竹叶清上焦之热；故为佐药。

◇ 风疹案

治风疹痒不止：用芸薹[1]三握，细锉烂研，绞取汁，于疹上热揩[2]，时时上药令热彻，又续煎椒汤洗？

《普济方》

【注】

[1]薹：芸薹，菜名。

[2]揩（kāi）：擦抹。

◇ 丹毒案

丹毒，是以患部突然皮肤鲜红成片，色如涂丹，灼热肿胀，迅速蔓延为主要表现的急性感染性疾病。

又疗丹神验方。臣以真观荜[1]拨七年三月八日于内江县饮多，至夜睡中。觉四体骨肉并疼，比至晓，头痛目眩，额左角如弹子大肿，痛不可得近，至午时近右角，至夕诸处皆到，眼遂闭合，不得暂开，几至殒毙，其县令周公，以种种方药治，皆不瘥，经七日臣自处此方，其验如神，故录记之，以传来世云尔。

芸薹[2]、茱萸捣令熟，厚封之，随手即消散。余热气未愈，三日以来封，使醒醒好止，干则封之，勿歇，以绝本。

《外台秘要·卷三十·丹毒方九首》

【注】

[1]荜：（bì），用荆条竹木之类编成的篱笆。

[2]芸薹：为十字花科植物油菜，治赤游肿半身红，渐渐展引不止

◈ 疽案

疽是中医指局部皮肤肿胀坚硬而皮色不变的毒疮。

崔氏：夫甲疽[1]之为病，或因割甲伤肌，或因甲长侵肉，成疮肿痛，复缘靴窄，研损四边，肿焮，黄水出，浸淫相染，五指俱烂，渐渐引上脚趺，泡浆四边起，如火烧疮，日夜倍增，万医所不能疗之方。绿矾石(五两，形色似朴硝而绿色)

上一味，置于铁板上，聚炭封之，以囊袋吹令火炽，即沸流出，色赤如融金，看沸定汁尽，去火，待冷收取，挼为末，色似黄丹，先以盐汤洗疮，拭干，用散敷疮上，唯多为佳，着药讫，以软帛缠裹，当日即汁断疮干。若患急痛，即涂少酥令润，每日一遍，盐汤洗濯，有脓处则洗使净，其痂干处不须近，每洗讫，敷药如初，似急痛，即涂酥，五六日即觉疮上痂渐剥起，但依前洗敷药，十日即疮渐渐总剥痂落，软处或更生白脓泡，即捺破敷药，自然总差，神验无比。刑部张侍郎亲婴此病，卧经六十余日，困顿不复可言，在京众医并经过问，皆随意处方，了无效验，唯此法得效如神，今故录之，以贻好事者。(出第五卷中。)

《外台秘要·卷二十九·甲疽方五首》

【注】

[1]甲疽：又名嵌甲、嵌指。

◈ 狄梁公走马医赘疣案

狄梁公[1]性闲医药[2]，尤妙针术。显庆中，应制入关[3]。路由华州之北，稠人广众，聚观如堵。狄梁公引辔遥望[4]，有巨牌大字云："能疗此儿酬绢千匹"。即就观之，有富室儿年可十四五，卧牌下，鼻端生赘[5]，大如拳石，根蒂缀鼻，才如食筋。或触之，酸痛刻骨。于是两眼为赘所縋，目睛翻白，痛楚危急，顷刻将绝。恻然久之，乃曰："吾能为也。"其父母洎亲属叩颡[6]祈请，即辇千绢置于坐侧。公因令扶起，即于脑后针寸许，仍询病者曰："针气已达病处乎？"病人颔之。公速出针，而赘疣应手而落，双目登亦如初，曾无病痛。其父母亲眷且泣且拜，则以缣物奉而。公笑曰："吾哀尔病之危逼，吾盖急病行志[7]耳，吾非鬻技者也。"不顾而去焉。

《集异记》[9]

【注】

[1]狄梁公：即狄仁杰(607—700年)，字怀英，山西太原人。初任并州都府法曹、大理承。武则天时，任地官侍郎、行军副元帅、安抚大使，曾废除江南淫祠一千七百余所，只留夏禹、吴泰伯、季札、伍员四祠。亦曾请天后还政，劝止造大佛像。其为官廉正，威识过人，以不畏权势而著称。

[2]性闲医药：爱好研究医术方药。闲，通娴。

[3]应制入关：奉皇帝诏令前往函谷关。制，制诏，即皇帝诏书。关，指河南函谷关。

[4]引辔遥望：牵住马的绮绳在远处观望。

[5]鼻端生赘(zhuì坠)：在鼻尖正中生一赘疣。

[6]叩颡(sǎng嗓)：磕头，连续拜两次。颡，额。一说以手加额为叩颡。

[7]急病行志：急人之病痛，行己之志愿。

[8]《集异记》：薛用弱著，共十六则，多记隋唐两代奇闻轶事，间杂文人轶事。

◎ 笔针案

喉痈属于中医病名，主要是指发生于咽喉和其临近部位的痈肿。

《名医录》云：李王公主患喉痈，数日痛肿，饮食不下。召到医官，尽言须用刀针溃破。公主闻用刀针，哭不肯治。痛迫，水谷不入，忽有一草泽医曰：某不用刀针，只用笔头蘸[1]药痈上，霎时便溃。公主喜，令召之。方两次上药，遂溃出脓血一盏余，便宽，两日疮无事。令供其方，医云：乃以针系笔心中，轻轻划破而溃之尔，他无方也。

【注】

[1]蘸：音zhàn，用物沾染液体。

◎ 瘘案

瘘，中医指颈部生疮，久而不愈，常出脓水。

《必效》疗诸瘘方

先以泔清温洗以绵拭之，取葵[1]叶微火暖贴之，疮引脓，不过三二百叶，脓尽出，即肉生。忌诸鱼、蒜、房室。王丞频用大奇效。

《外台秘要·卷二十三·诸瘘方一十五首》

【注】

[1]葵：性滑利，不益人。

◇ 痔疮案

痔疮多与风、湿、瘀、热、虚有关，由于患者脏器虚弱，或外感六淫、或饮食不节、或长期便秘努挣、或肠澼、或久行久坐等，致使脏腑功能紊乱，外受风湿燥邪侵蚀肠道，湿热蕴结筋肉脉络于魄门，日久气滞血瘀，血破脉络，气随血失，无力托承筋脉，发而为痔。

陈伯天性急，好酒色，奉养过厚，适有事多忧恐，患久疟，寒热无时，忽一日大发热，大便所下，皆是积滞，极臭，大孔极痛，呻吟不绝，其孔陷下。予曰：此大虚也，脉皆弦大而浮。遂以瓦片令敲圆如铜钱状，烧红，投童子小便中，急取起令干，以纸裹安痛处，其时寒，恐外寒乘虚而入也，以人参、当归、陈皮作浓汤饮之，食淡味，至半月而安。

《济阳纲目·卷二十二·下·滞下·论大孔痛》

◇ 乌发案

丹溪方胡氏年十七八岁，发脱不留一茎，饮食起居如常，脉微弦而涩，轻重皆同。予曰：此浓味成热，湿痰在膈间。又日多吃梅，酸味收湿热之痰，随上升之气至于头，蒸熏发根之血，渐成枯槁，遂一时尽脱。遂处以补血升散之药，用防风通圣散去芒硝，惟大黄三度酒炒，兼以四物汤酒制合和，作小剂煎，以灰汤入水频与之。两月余后诊其脉，湿热渐解，停药，淡味调养。又二年，发长如初而愈。

《千金》疗发黄，熊脂[1]涂发梳之，散头入床底，伏地一食顷，即出便尽黑，不一升脂验。

《续名医类案·卷十六·眉发须》

【注】

[1]熊脂：熊科动物黑熊或棕熊的脂肪油。取出脂肪，熬炼去滓即得。

◇ 下乳案

下乳又称通乳、下乳。是指用药物或针灸治疗产后乳汁不通或乳汁甚少、乳汁全无的方法。

淄川王美人怀子而不乳，来召臣意。臣意往，饮以莨菪[1]药一撮，以酒饮之，旋乳。臣意复诊其脉，而脉躁。躁者有余病，即饮以消石一剂，出血，血如豆比五六枚。

《仓公诊籍》

【注】

[1]莨菪：中药名。为茄科山莨菪属植物山莨菪的根。

◈ 妇人血瘕案

血瘕，属妇女□瘕一类疾病。多因月经期间，邪气与血结聚，阻于经络而成。

治妇人积血，小便不通。楼氏曰：一贵官妻妾小便不通，脐腹胀痛不可忍，众医皆作淋治，如八正散之类，皆不效。予诊之曰：此血瘕也，非颠眩药不可去用此药至日午，大痛不可忍，卧少顷，下血块如拳者数枚，小便如黑豆汁一二升，痛止得愈。桃仁煎，此药猛烈太峻，气虚而弱者，宜斟酌用之。

桃仁二两　大黄二两　朴硝二两　虻虫半两(炒黑)

上为末，以醇醋二升半银石器内慢火煎取一升五合，下大黄、桃仁、虻虫等，不住手搅，良久出之，丸如桐子大，前一日不晚食，五更初，温酒乔下五丸，日午取下如赤豆汁或如鸡肝等状，未下再服，见鲜而即止，续以调血气药补之。

《备急千金要方》

【按】瘀血内生，阻滞经络，影响气血的正常运行和滋养，导致腹部胀痛、小便不通，肝气郁结，气机不畅，进一步加重瘀血的形成和阻滞。桃仁、大黄、朴硝等活血化瘀的药物，消除瘀血，疏通经络。枳壳、木香行气止痛，当归、川芎调理气血。

◈ 阴冷案

阴冷，即阴寒。指妇女阴户有寒冷感，甚至腹内也觉冷，往往影响生育，多因下元虚寒⌡所致(《金匮要略》)。指阴茎或阴囊冷而不温，多因命门火衰或寒气凝滞干肾所致。

有人阴冷，渐渐入内，阴囊肿满，昼夜痛闷不已，用上好川椒为末，帛包裹囊。如不觉热，炒热更烘。内煎大蓟[1]汤汁服妙。阴冷两丸如冰，出汗，两脚痿弱，宜补肝汤。(《千金方》。)

《续名医类案·卷十九·前阴》

【注】

[1]大蓟：中药名，为菊科植物蓟的干燥地上部分。

◈ 阴肿案

阴肿，概指以男女阴器肿大为主症的一种疾患。风邪搏击阴器，或湿热、寒湿下注，或蚊虫叮咬，或肝经郁结，血瘀阴部所致。

平江王氏子，年三十余岁，忽阴挺长肿而痛，脉数而实，用朴硝荆芥汤浸洗，又用三一承气汤大下之愈。

《济阳纲目·卷九十八·前阴诸疾·论》

◈ 小儿疳痢[1]案

又疗小儿疳痢，三岁以上口里有疮，身壮热，及手足心烦，大便极臭，即是疳痢方。

黄连、黄柏、地榆(炙)、白头翁、高良姜、酸石榴皮、生姜、当归(各二分)　白术(一分)　龙骨(四分)

上十味切，以水二升，煮取八合，分服，大小量之，其口中疮，以芦荟末赤地麦捣末，相和涂之下部，末蚺蛇胆黄连麝香捣敷之，兼以竹筒吹少许内下部中，瘥止，亦主小儿疥疮必效疗小儿久痢，无问冷热疳痢，悉主之方。

枣(一枚，去核，勿令皮破，内胡粉，令满)

上于炭火中烧令如炭，于瓷器中研之，以米饮和分服之，一岁以下分服之，不过三服瘥，王郎中处得之，此方传用甚妙。

《外台秘要·小儿疳痢方七首》

【按】黄连、黄柏、地榆、白头翁通过清热解毒，而白术、当归则能健脾止泻，龙骨收敛固涩。

【注】

[1]疳痢：指的是一种由内热、积滞引起的肠道疾病，常伴有身体壮热、手足心烦、大便极臭等症状。

◈ 目痛案

目痛是指眼睑、白眼球、黑眼球、球后部分甚至全眼发生疼痛为主要临床症状表现的一种病症。

抚治郧阳[1]等处右佥都御史孙，隆庆元年先任湖广右布政使，八月该入场考试。语全曰：吾尝提督陕西学政时，因阅考卷得目疾，但看招多时，则眼珠胀痛，今入场如何则可？汝用方来。全奉命，以八珍汤为主，去白术，川芎，用人参、白茯苓、甘草(炙)、当归(酒洗)、白芍药(酒炒)、生地黄(酒洗)，加麦门冬、五味子、柏子仁、酸枣仁、黄连(炒)减半，共十一味呈上。公曰：何不用菊花、蔓荆子？全告：凡目疾，有外生者，有内生者。由受风热得之为外生，则宜发散，故用菊花、蔓荆子、防风之类，所谓火郁则发之也；由久视伤血得之为内生，宜以养血为主，所谓目得血而能视也。公闻之喜。及出场，语全曰：所主方甚妙，吾在场中，日服一剂，虽昼夜看卷，目不胀痛，亦不生眵泪也。遂记录之。

《保命歌括·卷之三十五·医案略》

【按】为久视伤血所致的内生目疾，使用八珍汤去白术、川芎，加麦门冬、五味子、柏子仁、酸枣仁、黄连(炒)减半的方剂。八珍汤为气血双补之剂，去白术、川芎以减轻其行气活血之力，使之更专注于补血；加麦门冬、五味子等养阴安神之品，黄连则用于清热，防止产生内热。以养血安神为主，兼顾清热。

【注】

[1]抚治郧阳：御史应为记录和管理历史、档案一类的官员。抚治：是指明朝时期都察院都御史衔的抚治官，负责安抚治理流民，属于京官外差的性质。

◎ 目肿案

目肿，症状名。指双眼上胞下睑肿胀不适。

海藏妻侄子形肥，笄年时得目疾。每月或二月一发，发则红肿难开，如此者三十，服除风散热等剂，左目反有顽翳从锐眦遮瞳人，右目亦有翳从下而上。经云：从内走外者，少阳病；从下上者，阳明病。予谓此少阳阳明二经有积滞也，脉短滑而实鼓，晨则似短涩。洁古有云：短为有积滞遏抑脏腑，宜下之。遂用温白丸减川芎、附子下之，加龙胆草、黄连，加东垣五积法，从二丸加起，每日加一丸，加至大利，然后减丸，又从二丸加起，忽一日于利中下黑块若干，如黑豆大而硬坚，从此渐痊，而翳尽去。

《济阳纲目·卷一百零一·上·目病上·论》

【按】采用温白丸减川芎、附子以下之，并加入龙胆草、黄连，同时运用东垣五积法，通过逐渐加大药量促使患者排出体内积滞，最终在下利中排出黑块若干，翳障尽去，病情痊愈。

◇ 视正为斜案

指因眼肌麻痹或脑部病变抽搐时引起的眼球斜向一侧。

淮安[1]陈吉老，儒医也。有富翁子，忽病视正物皆斜，凡几案书册之类，排设整齐，必更移令斜，自以为正，以至书写尺牍，莫不皆然。父母甚忧之，更历数医，皆不谙其疾。或以吉老告，遂携子往求治。既诊脉后，令其父归，留其子设乐开宴，酬劝无算，至醉乃罢，扶病者坐轿中，使人舁之，高下其手，常令倾侧，展转久之，方令登榻而卧，达旦酒醒，遣之归家，明日斜视之物皆理正之。父母跃然而喜，且问治之之方。吉老公云：令嗣无他疾，醉中当闪倒，肝之一叶搭于肺上，不能下，故视正物为斜。今复饮之醉，则肺胀，展转之间肝亦垂下矣，药亦安能治之哉。富翁厚为之酬。

《济阳纲目·卷一百零一·中·目病中·治转关通睛视物不正方》

【按】心理与物理结合的治疗方法。先让患者在宴席上饮酒至醉，然后通过摇晃轿子使其身体不断倾斜转动，以期在醉酒状态下使肝叶自然下垂复位。待酒醒后，患者视物恢复正常。

【注】

[1]淮安市，简称“淮”，古称“淮阴”“清江浦”江苏省辖地级市。

◇ 视物倒植案

目外观如常，所见物体呈旋转倒置之状的病症，为“视物倒植”，又称为“视物颠倒”。属目妄见范畴。

元末四明有吕复[1]，别号沧州翁，深于医道。临川道士萧云泉眼中视物皆倒植，请治于复，复问其因。萧曰：某常大醉，尽叶所饮酒，熟睡至天明，遂得此病。复切其脉，左关浮促，即告之曰：当伤酒大吐时，上焦翻覆，至倒其胆腑，故视物皆倒植，此不内外因而致内伤者也，法当复吐，以正其胆。遂以藜蒺芦、瓜蒂为粗末，用水煎之，使平旦顿服，以吐为度，吐毕，视物如常。

《济阳纲目·卷一百零一·中·目病中·治转关通睛视物不正方》

【注】

[1]吕复，字元膺，晚号沧州翁，河东(今山西)人，元末明初名医。

◇ 冷泪案

冷泪。是指因肝虚泪窍失约，或风邪侵袭所致，以泪液频频外溢，但无热感，目无赤痛为主要表现的外障类疾病。

一方治冷泪[1]，英宗朝国婆婆患眼冷泪，眼科医官治二三年不能疗。上召孙，孙至，曰：臣非眼科，但有药耳。进此方，旨下眼科详定，医官奏曰：此方于眼科不相涉，斑蝥有毒，恐伤脏腑，不敢用。婆婆闻之曰：眼科医官，不惟不能，亦不愿使我活也。但合此药，总伤无怨。服经十日，愈八分，二十日痊愈。时眼科并降两官，孙赏钱三十万。

石决明一两　赤小豆一两半　半夏生五钱

斑蝥(炒，去头足，二十一粒)　木贼(五钱)

上为末，姜汁丸如桐子大，每服二十丸，姜汤下。

《济阳纲目·卷一百零一·中·目病中·治目泪不止方》

【注】

[1]冷泪主要是由于肝虚导致泪窍失约，或风邪侵袭眼部所致。

◎ 口疮案

《黄帝内经》中把口腔溃疡称之为口疮，在以往的历代医著中，以对口疮也有不同的描述，包括口疳、口舌生疮、口糜、口破。

治男妇小儿、胃中客热，口臭牙宣，赤眼口疮，一切疮疼，已散未散，皆可服之。(丹溪云：甘露饮[1]，心、肺、胃药也)

熟地黄一两　生地黄一两　天门冬一两(去心)　黄芩一两

山茵陈一两　枳壳一两　金钗石斛一两　甘草一两

犀角(三钱)　枇杷叶一两(去毛)

上为末，每服二钱，水煎，食后临卧服。小儿一服分作二服，更斟酌与之。楼氏曰：此方得之一品之家，其间用犀角一味，其有道理，百发百中。予族有一仆，牙宣口臭，牙齿渐渐颓落，予与二服，顿愈。服之无有不愈，极有奇效。

《济阳纲目·卷一百零五·中·口唇舌病·治口臭方》

【注】

[1]甘露饮：《宋·太平惠民和剂局方》卷六方之甘露饮主治胃中客热，牙宣口气，齿龈肿烂，时出脓血，目赤肿痛，口舌生疮，咽喉肿痛，疮疹黄疸，肢体微肿，胸满气短，二便秘涩，或时身热。

◎ 口臭案

口臭在中医中是指口内出气臭秽的一种病症。

戴人法

尚家一男子，年二十余岁，病口中气出臭如登厕，虽亲戚莫肯与对语。戴人曰：肺金本主腥，金为火所乘，火出臭应，便如是也。久则成腐，腐者肾也，此亢极则兼水化也，病在上，宜涌。以茶调散涌而去其七分，夜以舟车丸、浚川散下五七行，比旦而臭断。

《济阳纲目·卷一百零五·中·口唇舌病·治口臭方》

【按】口臭如厕，是因肺金(肺属金，主气)被火邪所乘，导致肺胃热盛。肺胃热盛导致气机上逆，湿热内蕴则气机阻滞不畅，二者共同作用产生口臭。水湿停聚与热邪相合形成湿热，湿热之邪熏蒸于上，产生臭气。

因水湿停聚，郁久化热，气机阻滞之燥实阳水证，治宜逐水行气之法。方中重用黑牵牛逐水消肿；大黄助牵牛荡涤肠胃，泻水泻热；甘遂、大戟、芫花攻逐积水；青皮、橘皮、木香破气散结，理气燥湿，使气行则水行；又入少量轻粉，取其走而不守，逐水通便。诸药相合，共奏逐水行气之功，使水热壅实之邪从二便排出，犹如顺流之舟，下坡之车，顺势而下。

浚川散：此下诸积之圣药也，因诸积多属于脾土不运。脾土不运。由于为湿热所困，故方中以硝黄、牵牛、甘遂涤脾土之湿热积滞，更以郁李仁润之，木香通之，则中宫之宿垢，皆可化矣。《医宗金鉴》："阳水身热脉沉数，小便赤涩大便难，热盛烦渴浚川散方，湿盛胀满神祐丸方，量儿大小斟酌用，应变而施勿一偏。"《医宗金鉴》：上为细末，姜汤调下。量儿大小用之。

◎ 失音案

失音，是一种病症，从病之新久、发病缓急及临床表现区分外感或内伤。

内侍曹都使[1]新造一宅，落成迁入，经半月余，酒大醉，卧起失音，不能语。召孙至，诊曰：因新宅，故得此疾耳，半月当愈。但服补心气薯蓣丸，治湿用细辛、川芎，又十日其病渐减，二十日全愈。曹既安，见上，问谁医，曰：孙兆郎中。上乃召问曰：何疾也。对曰：凡新宅壁土皆湿，地亦阴多，人乍来阴气未散，曹心气素虚，饮酒至醉，毛窍皆开，阴湿之气从而入乘心经，心经既虚而湿气又乘之，所以不能语。臣先用薯蓣丸，使心气壮，然后以川芎细辛又去湿气，所以能语也。

治肺间邪气，胸中积血作痛，失音，蛤蚧丸并治久咳失音。

蛤蚧（一对，去嘴足，温水浸，去膜，刮了血脉，用好醋炙）

诃子半两（煨，去核） 阿胶半两（炒） 生地黄半两

麦门冬半两（去心） 北细辛半两（去苗） 甘草半两（炙）

上为末，炼蜜丸如枣大，每服一丸，食后含化。

《济阳纲目·卷一百零六·咽喉喉痹·治喉喑方》

【按】蛤蚧丸以蛤蚧为主药，具有温补肺肾、纳气定喘的功效。辅以诃子涩肠止泻、敛肺止咳；阿胶补血滋阴、润肺止血；生地黄清热凉血、养阴生津；麦门冬养阴生津、润肺清心；北细辛祛风散寒、通窍止痛；甘草调和诸药。全方共奏温补肺肾、祛风散寒、化痰止咳、润肺生津之功效。

【注】

[1]都使：唐节度使的别称。

◎ 戴人取钱哽法

一小儿误吞一钱在喉中不下，诸医皆不能出，亦不能下，乃命戴人，熟思之，忽得一策，以净白表纸卷令实如箸，以刀纵横乱割其端作髯鬠[1]之状，又别取一箸，缚针钩于其端，令不可脱，先下咽中，轻提轻抑，探之觉钩入于钱窍，然后以纸卷纳之咽中，与钩尖相抵，觉钩尖入纸卷之端，不碍肌肉，提之而出。

《济阳纲目·卷一百零六·咽喉喉痹·治诸物哽喉方》

【注】

[1]髯鬠：音 péng kuò。髯，头发蓬松。鬠，古同“髻”，束发。髯鬠，被发短也，乱也。

◎ 巧匠取喉钩法

宋咸平中，职方魏公在潭州，有数子弟皆幼，因相戏以钩竿垂钓，用枣作饵，登陆钓鸡雏。一子学之，而误吞其钩至喉中。急引之，而钩须已逆不能出。命诸医，不敢措手。魏公大怖，遍问老妇，必能经历。时有一老妇，年余九十岁，言亦未尝见此，窃料有识者可出之。时郡中草都料性甚巧，令闻魏公，魏公呼老妇，责之曰：吾子误吞钩，莫都料何能出之。老妇曰，闻医者，意也。莫都料，曾在水中打碑塔，添仰

瓦。魏公悦，遂召至，沉思良久曰：要得一蚕茧，及念珠一串。公与之，都料遂将茧剪如钱，用物寻其四面，以油润之，中通一小窍，贯之钩线，次贯令珠三五枚，正儿坐，开口，渐加念珠引之至喉，觉至系钩处，用力向下一推，其钩已下而脱，即向上急出之，见茧钱向下，裹定钩须，须臾而出，并无所损。魏公大喜，遂厚赂之。曰：心明者，意必大巧；意明者，心必善医。

《济阳纲目·卷一百零六·咽喉喉痹·治诸物哽喉方》

◇ 阴疮案

阴疮是指妇人的外阴部结块红肿，或者溃烂成疮，黄水淋沥，带下量增多，并且会伴有局部的肿痛甚至出现溃疡如虫蚀样。

崔氏：疗阴蚀[1]，洗搨汤方。余家婢[2]遇此疾，就甘家疗不瘥，蚀处作两疮，深半寸，余于涓子方中检得此甘草汤方，仍以自处蚺蛇胆散用，不经七日，疮乃平复，甚效。凡救十八人。手下即活。遇斯疾者，请广流布传之。(出第十卷中。)

甘草一两(炙)　干漆一两(熬)　黄芩二两　干地黄二两

芍药二两　当归二两　龟甲五两(炙)

上七味，切，以水七升，煮取半，去滓，以绵帛纳汤中，以搨疮处，良久即易，日二度，每搨汤可行十里许即裛干，捻取甘湿散，薄付疮上使遍，可经半日又以汤搨，搨讫如前敷药。其纳甘湿散，是蚺蛇胆等六味者是，在余疗甘湿卷中。

《外台秘要·卷三十四·阴蚀及疳方八首》

【注】

[1]阴蚀：一种外阴部或生殖器官的慢性溃疡性疾病。

[2]婢：女仆。

后　记

本书聚焦于陕西古代医案收集与梳理，涵盖春秋战国、秦、汉、唐、宋、元、明、清部分秦医医案之精华，查阅《千金方》《续名医类案》《济阳纲目》等三十余部医学著作，同时搜集《左传》《史记》等多部历史及文学著作，对收集来的医案进行了甄选、归类、点校、注解，历经三载，初步完成。本书为作者2021年承担的陕西省社会科学基金项目"陕西古代医案汇编"的研究成果，立项号：2021GJ004，同时得到第五批全国中医临床优秀人才项目的资助。本书旨在能为陕西古代文化传承、秦医医疗实践研究添砖加瓦，让更多人领略传统医学典籍的魅力与价值，也希望能唤起大家对古籍保护与研究的重视，使这些古老的智慧在现代社会中继续熠熠生辉。